我在
一樓急診室
的人生

現代醫學的邊境來信
一位人道救援醫師的自白與生命省思

LIFE ON THE GROUND FLOOR

Letters from the
Edge of Emergency
Medicine

James Maskalyk
詹姆斯・馬斯卡利克——著

呂奕欣——譯

臉譜書房 FS0092

我在一樓急診室的人生

現代醫學的邊境來信，一位人道救援醫師的自白與生命省思

Life on the Ground Floor: Letters from the Edge of Emergency Medicine

作　　者　詹姆斯・馬斯卡利克（James Maskalyk）
譯　　者　呂奕欣
編輯總監　劉麗真
責任編輯　許舒涵
行銷企劃　陳彩玉、陳玫潾、朱紹瑄
封面設計　黃思維

發 行 人　涂玉雲
總 經 理　陳逸瑛
出　　版　臉譜出版
城邦文化事業股份有限公司
臺北市中山區民生東路二段141號5樓
電話：886-2-25007696　傳真：886-2-25001952
發　　行　英屬蓋曼群島商家庭傳媒股份有限公司城邦分公司
臺北市中山區民生東路二段141號11樓
客服專線：02-25007718；25007719
24小時傳真專線：02-25001990；25001991
服務時間：週一至週五上午09:30-12:00；下午13:30-17:00
劃撥帳號：19863813　戶名：書虫股份有限公司
讀者服務信箱：service@readingclub.com.tw
城邦網址：http://www.cite.com.tw
香港發行所　城邦（香港）出版集團有限公司
香港灣仔駱克道193號東超商業中心1樓
電話：852-25086231或25086217　傳真：852-25789337
電子信箱：citehk@biznetvigator.com
新馬發行所　城邦（新、馬）出版集團
Cite（M）Sdn. Bhd.（458372U）
41, Jalan Radin Anum, Bandar Baru Sri Petaling,
57000 Kuala Lumpur, MalaysFia.
電話：603-90578822　傳真：603-90576622
電子信箱：cite@cite.com.my
一版一刷　2018年7月

城邦讀書花園
www.cite.com.tw

ISBN 978-986-235-680-7
售價　NT$ 320

國家圖書館出版品預行編目資料

我在一樓急診室的人生：現代醫學的邊境來信，一位人道救援醫師的自白與生命省思／詹姆斯・馬斯卡利克(James Maskalyk)著；呂奕欣譯. 一版. 臺北市：臉譜，城邦文化出版；家庭傳媒城邦分公司發行, 2018.07

面；公分.

譯自：Life on the ground floor : letters from the edge of emergency medicine

ISBN 978-986-235-680-7（平裝）

1.急診醫學　2.醫療服務

415.22　　107009160

獻給麥克

刺激與反應之間，存在著空間。

——奧地利神經學家與精神病學家維克多・弗蘭克（Viktor Frankl，1905-1997）

目次

前言　9

A 呼吸道（Airway）　15
「有多少人知道這個祕密：他們的生命完全仰賴這麼小的東西。」

B 呼吸（Breathing）　23
「生命的湧現——氣體在囊中翻騰，啵啵啵啵，之後平穩滾出。」

C 循環（Circulation）　33
「缺少完整脈搏的每一分鐘，未來都在流逝。」

D 藥物（Drug）　43
「紓解病痛的光芒總是比潛在傷害耀眼……不良後果浮現時，也很難說原因到底是疾病，或者藥物。」

E 急診（Emergency）　57
「沒多少年以前，兩百人掛號的場面很少見，現在則是低於兩百人掛號的場面很少見。」

F 流動（Flow）　83
「如果你盡量擺脫牽絆，就能處在被需要的一方，一再位於其中，如水流下山坡。」

G 地面（Ground） 95
「一樓、鬧區、磨損。受苦是會傳染的，無論你做什麼工作，苦難都會持續回來。」

H 痛（Hurt） 107
「對所有受傷的人能許下最好的承諾，就是不再增加傷害。」

I 印象（Images） 117
「有些迸出的記憶永遠鮮明，難以忘懷。」

J 狂歡（Jubilee） 127
「釋放的感覺成了美好的現實。不久之後，那就成了我們在追求的東西，用來慶祝、悲傷、獎賞，最後則是當成懲罰手段。」

K 仁慈（Kind） 137
「你能把好東西帶走多少，又仍然清楚那東西之所以存在的原因？」

L 愛（Love） 147
「知道有人經歷過他們的掙扎，也知道會有更多人加入。革命情感出現了，認同感能鼓舞士氣。」

M 中間（Middle） 163
「急診室要能成為前導者，讓醫院體系的每個部分分擔起共同責任。如果急診室卡住了，大家都要採取行動。」

N 養分（Nutrient） 169
「你可能幾乎忘了，如果生命缺乏茁壯的條件，將會變得多麼脆弱。」

O O型血 183
「通用的供血者，細胞表面沒有A型或B型血的蛋白質，因此進入新的身體之後，不會被認出是屬於其他人的血。」

P 練習（Practice） 189
「較嚴重的病例需要高手……這是一輩子的練習，要一個人接著另一個，傳承下去。」

QR 靜室（Quiet Room） 197
「多倫多也有靜室，但不是讓病人在那邊嚥下最後一口氣。那是讓家屬進去，聽我們宣布壞消息的地方。」

S 體系（System） 207
「急診室依舊是尚未成熟的概念。」

T 黑色（Tikur） 217
「貧與富、老與少、黑與更黑——我們在心中劃分著界線。」

U 都會（Urban） 229
「我們聊到衣索比亞，那裡變了多少，有起重機、網路、直飛航班。我告訴他，還有急診醫生。」

V 暈眩（Vertigo） 245
「我們不能相信自己所見。如果想保持直立，就要轉向這邊，不，那邊，轉、轉轉……身體東倒西歪。」
W 等待（Waiting） 251
「『我很快回來，女士。』我的確很快回來，但不是整個人回來，只有身體探進診間，一腳在門外。」
XY 男人 259
「等我的時間到了，你要讓我走。如果我無法上廁所或照顧自己，那就是了。」
Z 盡頭（Ze end） 273
「你知道，生命不只是一場盛大的葬禮。」
謝辭 283

前言

我在友人的小屋，走到船塢盡頭，縮起腳趾。那是二〇〇七年的初夏，水和天空一樣灰灰冷冷。我打算跳入水中，睪丸拚命往骨盆縮。咿，冷得發抖。手機在我皺巴巴的衣服旁響起。我彎腰接電話，心想會是很長的一通電話。是多倫多大學急診部主任。

「詹姆斯，是我，邁克。歡迎從蘇丹回來。我聽說有一份工作是前往衣索比亞。」

說不、**說不**、**說不**，我在腦海中重複道，接下來又想到，**就在蘇丹旁**。

風越來越強。

「詹姆斯？」

我步出飛機，在入境海關前排隊，手上拿著衣索比亞簽證。有個人手上拿著標誌：「詹姆斯醫生——多倫多。」陽光燦爛，空氣聞起來有家的味道。

雅克里路領我進入一處鐵皮屋，地上有人坐著或躺著。幾個學生靠在牆邊。檢傷分類站沒有護理師。

「我們明年就可以開始了。」

畢魯克與蘇菲亞就著學習中心的黯淡燈光，上下摸索對方的喉嚨，學習若有人無法呼吸時，該從哪裡切開。娜桑寧與雪柔站在附近，點點頭或移動學生的手指。

「對，就是那邊，很好。」

我回到多倫多市中心的急診室。有個人褲腳拉到膝蓋，因為他在雪地上睡著，雙腳凍傷發黑。一名女子在擔架床上，痛得翻來覆去。醫生從一處布簾後的病床走出，在燈光下舉著裝著脊髓液的透明小瓶。

我在城市間匆忙奔波，沒日沒夜，幾乎無暇反省或寫作。祖母已過世，祖父孤單一人。我來到亞伯達省（Alberta）北部，坐在祖父廚房的桌邊，望向窗外。大雪紛飛，在這片宛如電視雪花雜訊的景色中，只能勉強看出森林。空蕩蕩的紅色蜂鳥餵食器在掛鉤上晃。松鼠經過餵食器，在歐洲酸櫻桃之間的枝枒間蹦跳，掀起的白色雲狀物飄落到地上。

隔壁房間傳來洗牌、豎起牌堆的聲音。他在玩接龍。暖爐隆隆作響，暖風吹到我頸背。聲音淹沒了他的遊戲。

他今年九十歲，慶祝過結婚六十七週年，也哀悼過妻子逝去。我來到他位於湖畔的家。他雖然身體日漸衰弱，仍努力維持這房子。我來到這裡照料他，同時向他學習，學著如何在埋葬了妻兒之後的人生盡頭自處。他是我認識的人當中，最有智慧的一個。

我來到這裡，寫關於急診醫學，以及急診醫學的「理由」。我們竭盡所能，替陌生人再多爭取一分鐘、一天、一年。若我們從事這些事情時的背後法則是自然的，為什麼阿迪斯阿貝巴與多倫多會看起來如此不同？

昨天，祖父與我開車前往「陷阱之路」（trapline）[1]，那是他在七十年前，這塊土地初次立契轉讓時設立的。車子隆隆駛過攔畜溝柵，從空蕩蕩的碎石路彎進積滿雪的林間空地。他想檢查設陷阱者小屋，確保這裡的門沒被熊破壞闖入，並檢查陷阱。他設了三個，前兩個是空的，第三個則抓到漁貂，那是種類似狼獾的動物。牠皺著一張怪臉，身體在寒冷中變得僵硬。我把牠扔到卡車後方時，發出沉悶聲響。之後，祖父會將牠的皮剝下。

你生命和大地最接近的時候，是因為掉入陷阱、站在槍枝的錯誤方向，或躺在病床上慢慢消耗，總之是因為某種情況而了解到，你不必尋找死亡。死亡已在路上。

我常覺得自己接近死亡，因為我在急診室工作。我見過的死亡，都是在一樓急診室發生。布簾後的病床是生命最容易流進流出的地方，對病況最嚴重的人來說，有時一分鐘就攸關生死。

1 譯註：設置陷阱的人放置陷阱的路線。

一、兩個月前，有個來自德國的學生前來急診室，學習急診醫療實務。他覺得這裡沒什麼好學。在值班前半段，他只為兩個病人看診。雖然急診室很忙，他卻在護理站後面看電郵。

我拍拍他肩膀，指著救護人員推過去的一個人。她很脆弱，床上的身軀弓成一個角度，幾個月來都沒離開那張床。她的呼吸又急又淺，雙眼緊閉。兩名救護員在彼此間拉開一張橘色毯子，把和氣球差不多輕的她移到空床上。護理師來到檢傷處，跟我說她的資訊。不接呼吸器、不要CPR，只要舒適治療（comfort measures only）。

「看見六床的女士嗎？」

他點點頭。

「我想她很快就會死了，」我說。「你之前見過這情況嗎？」

他搖頭。

「你該看看。」

他別開視線，把手機放進口袋。「我該去看看新進病患，」他說著就從一堆病歷上拿走一份，走向另一張病床。

我讓他走。我應該更努力鼓勵他的。我想讓他看的，不光是她的故事在即將畫下句點時身體所出現的變化，心電圖從快而窄變得慢而寬，呼吸從淺的變成粗嘎，拉高，然後停止。這樣他未來才能認出需要他幫助的人最後發出的喘息。我還希望在她吐出最後半口氣之後的那一刻，他能在場，看看所有器官仍在——腎臟、大腦、血液、甲狀腺素含量正常、溶鹽量也能精準測出。只不過，生命已經消失。

「消失的那東西，是什麼？」我會問。

我會說，我也不知道，但這就是你來到這裡的原因。幫助它，無論那是什麼。之後我會教他我所知道的東西。先是呼吸道，接下來是呼吸。醫學就是能照顧自己的生命。對我來說，這是最了不起的故事。

「我什麼都做不好，」祖父今天早上跟我說。他在車門邊蹣跚行走，又揮掉我的手，搖搖晃晃在冰上行走。你明白，這就是他對「價值」的想法——有用。

此刻屋裡安安靜靜，只有背後時鐘的秒針傳來移動聲。沒有玩牌聲。我想，他應該和我一樣在看著雪，在等待。學不會這一點，就當不了優秀的獵人。

他話不多。我不確定何時會問他，接近人生終點時是怎麼回事。但沒有關係，他已在教我了。那和其他任何時間一樣。你在早上醒來，準備度過到來的這一天。

A 呼吸道 Airway

我們被推入光線、肺部吸飽潮溼的空氣，喊出「好冷！」的那一刻起，這身體就只屬於我們自己，包括美麗的眼睛與緊握的手。身體靠著呼吸道，把我們連結到未來。

若把手指從嘴唇開始往下探，經過柔軟的下巴下方繼續往下，就會在脖子中間摸到堅硬隆起的骨頭。這裡就是你的上呼吸道，也就是畢魯克與蘇菲亞摸索的地方。我認為，這是身體最重要的部分。如果這地方沒打開，就不會有呼吸，你只能試著呼吸。

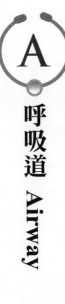

小時候，祖父曾教我如何在斜靠於樹幹的棍子上，掛鬆鬆的陷阱，讓松鼠跑進陷阱的環。松鼠會掙扎，導致陷阱緊縮，而牠們與能呼吸的世界之間的通道也跟著緊縮。弟弟與我會在早上去收集獵到松鼠，那時，僵硬的松鼠就吊在套索上。

松鼠皮毛剝下後可賣一兩塊錢。我從來沒學會如何剝皮。松鼠身體很小，只要毛皮出現一道裂痕就不值錢了。我會在只有一個房間的陷阱獵人小屋裡，到床上翻個身，打開書本。

弟弟頗有耐性。他坐在地板中央的木椅上，將松鼠放在腿上，切出小小的洞口。他剛開始要花二十分鐘剝皮，但動作越來越快。我祖父就坐在一旁，揮著刀子，把毛皮翻過來拉直，鋪在橢圓木板上乾燥。

呼吸道並非真實的物體；那是空蕩蕩的空間，人體在呼吸時會把風拉入呼吸道，也會把空氣排出，使空氣震動，成為吶喊與話語、事實與謊言。這個位於聲帶的洞和小指差不多寬。我在想，每天在街上經過成千上萬的陌生人中，有多少人知道這個祕密：他們的生命完全仰賴這麼小的東西。不過，要是呼吸道變窄，他們就會馬上明白這道理，且會展開無聲的懇求。

求求你求求你求求你。

怎麼知道別人的呼吸道空間封閉？你有沒有見過純然的恐慌？緊抓著自己的脖子、眼睛瞪得斗大，彷彿沒了眼皮？有個婦女吃下花生，卻引發過敏反應。她坐著，身體前傾，頸部聲帶繃緊，準備倒抽一口氣，放聲尖叫，卻完全發不出聲，因為喉嚨已腫脹到那個洞消失了。我不需要聽見她的話，就知道她說什麼。腎上腺素會湧入她的血液，讓她毛髮直豎，就像松鼠陷入了收緊的鐵絲。

求求你求求你求求你。

要扼殺朝氣蓬勃的生物並不容易，你多多少少得刻意而為。但若對方已在鬼門關前，就沒什麼困難。只要發生失誤，或袖手旁觀。就第一個字母A來說，兩種情況是一樣的。

這很重要，若你是吃水果時噎住，你會很想吸氣。你身體的每個部分都是如此，即使是最小的細胞也不例外。

不，那會是失誤。

吐氣。

往前彎腰。

咳出來。

求求你求求你求求你。

用力一點。

在大勢已去之前，你大約有三分鐘的時間。最好期盼附近有人注意到你，把你送到醫院，找到知道從哪裡切開的待命醫生。

若你注意到某個人不對勁，眼睛瞪得斗大、手緊抓脖子。他安安靜靜，面紅耳赤，然後臉色發青。恐慌會悄悄溜進你心中。雖然你無法控制恐慌油然而生，但你不必任其擺布。你反而要果決行動，這才是對抗恐慌的最佳解藥。

把我剛才的建議告訴他，在他耳邊大喊「咳出來」，然後拍他的背。如果他還是發不出聲音，十分慌亂，那就到他背後，用胳臂環抱他腹部。你一手握拳，另一手蓋在拳頭上，放到他的腹部上方，用力在他的橫隔膜下方往上推，用他喊不出的半口氣，推出卡在呼吸道的東西：咳出來。如果他倒下，他的恐慌會隨著含氧量消失。這時讓他仰躺，用力擠壓上腹部同一個地方。一試、再試，持續嘗試。檢查他口中是否有東西出來。你可不希望那個東西又掉回去。

叫救護車。

繼續嘗試。

如果他是小寶寶，則把他放在你大腿上，臉部朝下，讓他身體往下傾斜，輕拍他背部幾下。如果沒用，比如說我不知道、我從來沒碰過這問題、我現在很緊張，而雖然沒有人這樣教，但我應該會把他的腿抓起，讓他倒立，抓緊，不放鬆，用力拍他的背，畢竟現在已過兩分鐘。如果地心引力沒讓異物掉出，讓他仰躺，把他腹部往上推。如果你所在之處有救護車，那麼救護車最好已經出動。即使他恢復呼吸，仍需就醫。即使是推擠個幾下，小小的肝臟與肺臟都會受傷。

呼吸。

預防災難發生，遠比急忙彌補有效，雖然寫起來不那麼刺激。不過，如果有人睡著了，爛醉如泥但沒有受傷，則讓她側躺，上面的腿彎曲，放在下方的腿前面。這麼一來，要是她咳出什麼，隔天早上也只需要清理一團亂。而不是一具屍體。你若讀過搖滾明星在睡夢中英年早逝的故事，那經常是因為他們身邊沒有朋友幫忙這樣做。你沒那麼常聽到這情況，是因為未寫下暢銷名曲的酗酒者人生過得多麼孤單，實在鮮為人知。

突發疾病的治療比較戲劇性。進展緩慢的疾病就算能康復，也得花更長時間與更多力氣，才能恢復平衡。被撞鬆的肩膀只要用力一拉即可歸位，但是被關節炎卡得難以動彈的肢體卻可能永遠無法復原。呼吸道若有塊蘋果卡住，只要拍個背就能吐出。但癌細胞擠壓喉嚨的速度可能很慢，導致你根本沒有察覺，直到你聽見空氣通過越來越狹窄的空間時，發出粗啞的哨音。

咻——、咻——咻——咻——。

這哨音稱為「喘鳴」（stridor）。你對這聲音會越來越敏銳。

我第一次以學生身分來到急診室時，幾十個監測器嘟嘟響，爭取注意力。某個病人在吐，另一個病人痛苦吶喊。「快走！」一名護理師嚷道，推著某種機器經過。我身處於看不出任何規律的世界，於是我先擬訂第一條法則：閃開。

在這裡待久了之後，我已習慣新環境，也承擔起越來越多責任。如今我也成了混亂場景中的一分子。雖然四周聲音不斷冒出，但只有三種會讓我停下：（一）廣播，要我馬上出現在某處的緊急狀況；（二）血氧濃度監測器發出越來越沉的「嘟、嘟嗚——、嘟嗚嗚——」的聲音，代表病人血氧濃度變低；（三）喘鳴，這憤怒而低沉的哨音，代表病人呼吸道正在關閉，原因可能是癌症、感染、燙傷，或是某個女子在牢房中皮帶上吊，而皮帶拉斷呼吸道之後的瘀傷擴散。

這聲音像鼾聲，但音調較高，也更不祥。它比吸氣更大聲，因為橫膈膜吸氣的拉力產生負壓，讓組織緊縮。呼吸道正在消失的紊亂堪稱世上最危險的聲音之一，有時甚至是一個人發得出最後一個能讓人聽見的聲音。

這聲音不常聽見，但一聽難忘。我上一次是在衣索比亞。有個年輕人墜樓，送到我們鐵皮屋急診室。他頭裂開、滿口鮮血，呼吸聲粗啞。

我問其中一個衣索比亞的住院醫生：聽見沒？那是世界正在崩潰的聲音。

若呼吸道沒能保持開啟，我們就沒多少選擇。將硬式呼吸管，通過柔軟舌頭與發出鼾聲的喉嚨後方，碰到氣管硬硬的環狀軟骨，如此能讓體內與外部的連結保持開放。但如果這個洞永遠消失，例如被太多癌細胞、血液或腫脹堵住，則必須在頸部切出開口。

我就讀醫學院時，在課堂上練習，也在夢裡練習，練習對象越來越接近真的活人。起初，我對著假人彎腰，擠壓一根管子，讓橡膠對著橡膠，把這管子壓進毫無表情的臉，化學霧氣刺激我的眼睛。一年後，我在手術室外，和走廊上等著手術、胃部翻騰的緊張病患聊天。我看著他們的嘴唇移動，卻沒在聽他們的話，因為他們很快就會失去意識，屆時就是呼吸道最重要。他們會吸入氣體、睡著，而咫尺外的麻醉醫生會把工具遞給我，擔心我用葉片的金屬手柄抵住病患的上排牙齒，去尋找那和筆差不多大的洞。但我沒有抵住病患牙齒，而是照她的話，從她手上抽出工具，於是管子像玻璃一樣滑進去。

之後，我到了急診室。有些人爛醉如泥，胃裡滿是啤酒，在街上被打得血淋淋。也有老太太被送進來，最後一次有人看見她們時，是前一晚在樓梯頂端。還有鬍子上滿是棕色尼古丁污漬的壯漢，呼吸太過急促，無法安靜坐著。我也見過衣索比亞的年輕男子從五樓高的地方，墜落到一堆尤加利棍子上，從做白日夢變成活生生的夢魘。

我不太在乎他們說的話，比較在乎他們的身體。要在活人身上放管子並不容易，若他不是快死了，就把他變得接近死亡的樣子會比較容易處置：讓他陷入無意識，用箭毒毒害他的肌肉。這麼一來，他就會和假人一樣靜靜躺著。這樣他們的脖子會放鬆，讓我把扁平葉片伸進他的舌頭後方，也能用力拉高他的下巴，讓歪斜的聲帶開口更容易看見。他麻痺了，所以不會嘔吐。只是也沒有呼吸，這就比較令人驚慌了。

此刻約有九十秒的時間將管子定位，之後血氧會開始往下掉，而體內維持血氧的過程也開始鬆懈。那些時刻劃分得清清楚楚，彷彿時間充裕。但只要出現一次「嘟、嘟嗚——、嘟嗚嗚——」聲，未來會迅速成為過往。

我站在後方，遠遠看著這墜樓的男子。急診室聲音嘈雜，多得我難以聽清楚任何一種。這裡太大聲，沒有血氧濃度監測器。

一名年輕醫生在病人頭邊，專心處理呼吸道。他已用箭毒麻醉了病人。九十秒。

一。二。三。

手機燈光。對，我想起來了。有人用手機燈光對準病患的嘴巴，設法照亮呼吸道。

五十。五十一。

他說，插進去了。他站著，眉毛上有汗水。笑容點亮了房間。

但他其實沒有插進去。兩分鐘後，年輕男子心跳變快，然後變平，死了，沒有呼吸。一個一角[1]大小的管子，在他食道下方。

---

1 譯註：約兩公分。

B 呼吸 Breathing

講完呼吸道就能接著談呼吸，真是幸運。

我睡地下室，一旁的暖氣發出叮噹與呼呼的聲響。地下室很乾燥，行軍床往冰冷混凝土地板凹陷。不過，我依然睡得和童年時一樣熟，也和那時一樣，讓烤焦培根的香氣喚醒，褪去的夢境留下鮮明痕跡。

我旁邊的架子擺滿《讀者文摘》與釣魚雜誌，上面還有一排果醬、泡菜、桃子、李子，裝在半透明罐子裡。床腳邊擺著有老虎鉗的工作台，這台機器可在銅子彈殼上，精確刻下彈藥粉編號。

一對羚羊角。一張祖父的照片，他手指夾著菸，身邊有在一季捕捉並剝製的五十張郊狼皮，有些從鼻部懸掛，有些則是堆疊起來，全是空洞的犬。他告訴我，在天色黑暗的月份，他黎明前就起床去設陷阱、檢查陷阱，之後就著燈光，剝皮到深夜，直到睜不開眼。沒有電視、沒有收音機，沒有人造訪。

今晨，我爬上嘎吱響的樓梯，在低矮的天花板下以手摸索前進方向。祖父坐在餐桌邊，將盤裡的蛋刮乾淨。他從有記憶以來就是吃這樣的早餐：煎蛋、培根、一杯淡咖啡。他在陷阱之路吃的早餐，和在這間湖畔小屋的一樣。

他發現，比起領著氣喘吁吁拉雪撬的哈士奇打獵，飼養動物會輕鬆一點，於是搬來這裡。他娶了我祖母，生下我父親，後來又生了我叔叔。在這山腳下的湖畔，他拉起滿是銀亮魚身的漁網，餵養能一口咬住魚的水貂。祖父的水貂皮毛在蒙特婁曾得獎。我父親記得童年時曾做過水貂的實驗。有隻母水貂就和牠母親及祖母一樣，一輩子都被關著，未曾見過活生生的魚。他抓了隻鱸魚，放在裝了水的大臉盆，然後把水貂放出來。水貂站在臉盆旁邊，盯著鱸魚一會兒，就從魚頭後方咬下去，鱸魚當場斃命。永遠野性十足。

現在沒有人需要靠水貂皮保暖，即使在加拿大也一樣。在軍裝外套帽子邊緣上以毛裝飾是很流行，至少在多倫多如此，但我很少朋友願意穿。我解釋，他們有些人不肯吃任何來自動物的食物。連蜂蜜也不吃嗎？不吃。祖父搖搖頭，覺得和他們屬於不同世界。

我搖晃咖啡壺裡的棕色渣滓，在水槽沖淨。廚房窗戶的角落，結的冰霜宛如馬賽克。望出窗外，夜幕已褪去，取而代之的是深藍色，我的車覆蓋在雪中。祖父咳嗽，胸部發出粗嘎聲。我從倒影中看見他捏一搓菸草，放進嘴裡。

我拿起咖啡濾紙，將咖啡粉扔到流理台上的桶子，裡面已裝滿貝殼與骨頭。他一向知道，若讓蔬菜回歸泥土、把骨頭餵狐狸，就能處理少一點垃圾。我穿上他厚重保暖的大衣出門，拿著桶子到食物堆，並拎著垃圾到焚燒東西的大桶邊。

我後方燒垃圾的桶子裡，火焰舔舐紙張。報紙著火後的化學氣味瀰漫，我呼出的氣息變成冰。我踢著房子邊緣，甩掉一隻靴子上的雪，再甩掉另一靴子上的雪，然後進入屋裡，坐回桌邊。

呼吸。這是第二篇。我知道呼吸看起來該放在第一，但其實不是。第一個應該是讓呼吸發生的必須空間，人體的循環得先靠那個通道，就像食物堆對於狐狸的意義。

牠來了。牠的巢穴就在冷屋下，那間小屋是祖父存放魚類與皮毛的地方。牠只要一發現我走了就會出來，把腳掌抬得高高的，左右張望，用下顎的一角叼起骨頭，然後折返。雪花模糊了牠的足跡。

呼吸並非概念，不像呼吸道那樣，要消失了你才會察覺。呼吸是真實的動作。即使在吸氣與吐氣之間，胸部似乎暫停起伏，但每一個細胞仍在呼吸，無論是大腦、心臟、每個毛孔都不例外。

這動作在鼓起的胸部最容易看出。每次吸氣，新鮮空氣就會被拉下呼吸道，順著熱血前進，湧入一千平方呎的薄片，這薄片僅有兩個細胞厚，折疊在我們胸膛裡。在負壓的拉力之下，每個脆弱的粉紅色細胞打開，即使呼氣時也一樣。正因如此，在射擊一頭奔跑的麋鹿時，就要命中這裡。這是牠身體最寬的部分，就在前腳後方。

砰。

麋鹿肺部成千上萬個密集排列的氣泡，不再吸飽空氣、貼緊胸腔，而是塌陷，前腿也跟著垮下。

喘不過氣。

呼吸是從不停止的活動，但它非常自然，因此不該覺得費力，否則就不對勁了。在賽跑後你也許會雙腿一跪，心跳在耳中怦怦響，即使呼吸很痛，但每次呼吸應該都能舒緩疼痛。不過，要是沒覺得呼吸越來越輕鬆，或者更糟的是，呼吸越來越淺，那這人就朝著呼吸道變窄、瞪大眼睛的方向前進，接下來就會陷入昏睡，只剩最後幾口氣了。

原本不需多想的動作，變得耗費九牛二虎之力。喘不過氣的人會用頸部甚至下顎肌肉拉起胸部，嘴巴會像魚那樣打開、之後緊縮噘起，設法把每個氣球撐開，竭力吸入四分之一吋的空氣，讓這空氣進入胸腔裡如公寓一般大的薄膜中。

若嬰兒呼吸困難，則頸部下方、第一根肋骨上方的凹處會出現凹洞。若他生病，頸部會每分鐘淺凹六十次，甚至八十次，是正常情況的兩倍。但他臉上不會有和大人一樣的擔憂，因為他才剛誕生，渾然不知呼吸該多麼容易。要是他覺得累了，會乾脆放棄。

我曾隨著無國界醫生（MSF），照顧成排還在判斷呼吸是否值得努力的孩子。我在每張病床間移動，那成排的病床隨著戰爭延伸。索馬利亞、蘇丹、剛果、查德、中非共和國、蒲隆地、葉門、敘利亞、馬利的呼吸，都被戰爭吞沒。孩子們從好幾哩之外送來，兄弟姊妹葬身在沿途的沙中，有些人根本還來不及大費周章送來，就已經死亡。

我在二〇一一年待在那裡時，一月、二月、三月、四月、五月，每個月底我會坐在乾燥的辦公室，等著用電腦，因為其他汗流浹背的醫生與護理師，忙著以電腦統計前幾個星期所看過的病人及死亡人數。有人計算孕婦，有人計算罹患結核病的成人。我計算的則是十二歲以下的孩子。大部分病情都會好轉。從這角度來說，孩子們堅韌多了，不過在許多日子，尤其是營地快速擴大之際，護理師與我在早餐後抵達時，會看見包裹著淺色毯子的小遺體。

死因實在很難得知，即使我們兩個都在場。那裡沒有X光機、細菌培養，也無法驗血。我會聳聳肩，寫下**呼吸道感染**，就翻到下一份病歷。如果查看世界統計數字，會發現貧窮孩子常死於肺炎，但我認為，有些只是這樣寫罷了。

如果氧氣供應不足（嘟、嘟嗚——、嘟嗚嗚——），例如肺部塌陷，或是充滿水、嘔吐物或湯等情況，得不到充分空氣，這樣就會製造太多二氧化碳，導致鹼性血液變酸。如果我們無法呼出，則體內環環相扣的循環就會鬆脫。

這崩解過程可以看出來。我朋友布萊恩說，若能在瞬間從一群人中發現病況最嚴重的患者，這能力稱為竅門（knack）。懂得竅門的人，能很快判斷哪個人體即將崩潰。你無法形諸語言，卻能從一個人的眼神，或他們身體支撐的方式看出。首先，對方會恐慌，內心深處知道平衡遭到破壞，原本緊密結合的東西快速漏失，越來越少。

有些人天生就善於抓住竅門，但竅門可靠著學習來掌握。這歷程相當漫長，首先是從渺小的片段開始，小得必須在課本中畫出。接下來將染成紅色的生病細胞，放在顯微鏡載玻片上。再來是泡在福馬林中、心臟病發而堵塞的心臟，瓣膜以圖釘撐開，顯示破裂的肌腱網。之後是在白色燈光下打開的整個人體。你學習人體如何整合、又如何分崩離析。

我們離現實生活中的人越來越接近，日復一日，不斷思考。終於有一天，雖然尚未來到最接近病人的時刻，我們開始睡在醫院，被分配到剛死亡的人。我們沒什麼機會讓病人不惡化，那機會少之又少。

我曾經十分清醒的躺著，和每個醫學生一樣等待。

嗶。

我快步走向電話，心想我終於迎向出生於世上的主要目的。

A4床的病人似乎死了。我能不能過去，宣告死亡？

我說好。我拋下失望的心情。我知道這只是形式，但還是很重要吧？我把重量依然陌生的聽診器掛在脖子上，走四級階梯，到內科A病房第四張床。

有人已用床單蓋住這人的頭部。對面擔架床上的人假裝視若無睹，只管盯著面前的可旋轉電視，海綿耳機震天響。

「先生？」我問，搖晃逝者的肩。

感覺僵硬沉重。我把白布拉開，看見他蒼白的嘴形成最後的狹窄O型。

「先生？」我再搖。

我在他手腕上感覺脈搏。手腕比正常還冷，吸走我的體溫。沒有脈搏。

我跪下，看他胸膛，尋找最小的起伏。然而胸膛動也不動。我把聽診器放上去，悄然無聲。

「他死亡了，」我說，回到獨自坐在辦公桌前的護理師身邊。他伸伸懶腰，點點頭。

「醫生……貴姓？」他這麼說是討好我，畢竟他知道，如果我已算是真正的醫生，處理的就會是活人。

我離開，步下樓梯，摩擦雙手恢復溫暖，想抹去方才搖動冷蠟的記憶。

我當時沒聽見的，就是我現在用聽診器的小聽筒所尋找的聲音：生命的湧現——氣體在囊中翻騰，啵啵啵啵，之後平穩滾出。正常的話，聽起來清楚、平順、有力，節奏規律緩慢。若有問題也聽得出來，是粗啞的冒泡聲。上百萬個魔鬼氈喘氣，那是看不見的氣泡被膿嗆到，或是被煙灰縮窄。

若有機會，氧氣會漂浮到需要之處。要是嗆到、空氣不好、充滿煙霧，導致我們無法取得氧氣時，就會疲倦與意識不清。這情況與在游泳池較淺的一端吐氣冒泡，大口換氣，之後嘗試在水中游一長段距離時相反。

如果一個人的呼吸不夠，我們把自己肺部的氣，透過他們的嘴唇，送到他們體內。不過，你無法持續這樣做，即使你要求某個母親這樣做，但她再怎麼努力，也做不了多久。最好是用個袋子，或是像機械呼吸器的機器把空氣打進胸口，一……二……三……——等等。之後出來——四……五……六。這在病人無意識、癱瘓或瀕死時效果最好，病人就不會以自己的呼吸和機器抗爭，也不會咬管子。

黑獅醫院是阿迪斯阿貝巴最大的公立醫院，只有四台呼吸器。比我在達達阿布（Dadaab）[1]多了四台，但還是不足以供數百萬人使用。呼吸器總有人在用，因此在急診室，通常只剩下一筒氧氣筒，且與其他三個病人共用。或許我們會拿個連接氧氣筒的袋子，來治療呼吸困難的人，而袋子就交給家屬，讓他們每分鐘擠壓十次。這裡資源匱乏，呼吸器絕不能挪到他處。病患花了多少時間讓呼吸困難，就得花多少時間甚至更多，才能變好。我們會這樣做，通常是無法再忍受又有人當場死亡。我們這樣做，是為了更好的日子練習。

1譯註：位於肯亞，有世上最大難民營。

C 循環 Circulation

在這遙遠的北國，白晝很短。太陽不會高掛天空，整天都像快下山，下午就沒入地平線。

打獵季即將結束。地面已結冰，覆著白雪，鹿在稀疏的林木間偶爾現蹤。牠們睡得很晚，移動時靜悄悄的。昨天，我黎明就來到陷阱之路，坐在樹上，等待鹿踏進我們平坦的空地，我前一天在這曾見過許多足跡。我望著冷冷槍管的前方，冰霜在半空發亮，但就是不見鹿的蹤影。我仍盡忠職守留在這裡，直到聽見他的卡車隆隆駛來。我從樹上下來，在細雪中信步朝車子前進。

「啥都沒有，」我說，砰一聲關上卡車門。

打獵的時間所剩無多。我幾天後就得離開，回多倫多輪班，之後要前往阿迪斯阿貝巴，協助紓解大量湧入的急救需求。昨夜祖父叫我別去了，理由並非衣索比亞不安全，而是太遠。何必要到陷阱之路以外的地方？這邊有這麼多值得探索，時時都有不同。比如去年秋天，河狸在溪上築壩，你知道那條河吧？結果新形成的池塘漫過那條路呢！那一帶山丘有很多地方值得冒險，根本探索不完。不必跑到天涯海角，就可以冒險。

他腳痛得快站不起來。我今早進入房間時，他試著從沙發上起身。我要他坐著，但他不肯，硬是撐著扶手，一次、兩次、皺著眉站起，身體搖搖晃晃。

「你肯定想吃點午餐，」他說，彎著腰、一拐一拐走進廚房。他常把餐點通稱午餐，雖然幾小時前我們才吃了第二餐，但他仍翻找冰箱，準備做第三餐。

「至少吃根香腸，」他在角落說。

在他心中，我連剝去魚皮都不會，因此打從心底認為我是需要幫助的那一類，而不是能伸出援手的人。即使如此，我今天早上還是說服他，讓我看看他的腳。他緩緩脫掉毛襪，把長繭的粗硬腳跟放到我手上。我記不得上次碰到他赤裸的皮膚是什麼時候。

我把手放在他腳背，感覺很暖。我按壓他的大腳趾，於是腳趾泛白，幾秒鐘之後又恢復粉紅，很正常。他腳背的脈搏緩緩跳動。

我想問，感覺如何。不是你的腳，而是在走了漫漫長路之後，卻無法行走的感覺如何？

我把他的腳放下。

「怎樣？」他把襪子穿上時說。

我聳聳肩。「循環看起來沒問題，」我說。

他點點頭，確認了他的懷疑。他懷疑我，也懷疑醫學整體。

我以為血管可能堵塞了。肌肉需要呼吸，缺氧就會疼痛，而這疼痛會畫出一個箭頭，指向問題的方向。心臟病發作的情況就是如此。

但他的狀況不是如此，至少從他腳趾的紅潤血色看不出來。可能是關節磨損，原本平滑的軟骨有一點一點的鈣化疤痕，還有被結冰的白楊木絆倒時留下的羽狀裂傷。

「你吃這些？」我指著一瓶止痛藥說。

「噯，」他揮手說道，「根本沒用。吉姆，我跟你講過，讓我活下去的是培根。」

我小時候，曾看過他把魚鉤從拇指推出來。那是因為我匆忙間，胡亂拋出魚鉤，使魚鉤刺進他手指。他用紅色尖嘴鉗，把倒鉤剪掉，再把剩下的金屬往後拉出。他忍著痛，沒有憤怒，又再幫我換新的魚鉤。如果他決定忍痛行走，就真的能走。

他在我旁邊擺盤，上面有烏克蘭香腸、波蘭香腸、一個新鮮的小圓麵包。之後，他皺著臉坐回沙發，戴上眼鏡，拿起釣魚雜誌。

循環。血液在他的身體裡移動，未曾停歇，紅血球與白血球在滾動，還有血小板，黃褐色液體裡有循環的荷爾蒙，以及製作血栓的蛋白質；血液中有溶解的空氣、脂肪與糖，餵養他緊實的肌肉與其間關節、神經發射電路及溼潤的舌頭。血管在最重要的工作完成處糾結得最密：腸、肝與肺，眼後與指尖。

一旦空氣進入，心臟就會把空氣送到四處，而身體最微小的部分之間也有回饋網絡，說明呼吸工作的進度如何。經過練習，可以感受到這兩種移動波的波峰。首先，心臟會收緊得像是彈力球，把血液擠出。第二個波則是動脈的活躍循環，吸收這推力，把血擠回來。

若將一根手指放在手腕，另一根放在脖子上，會發現脈搏有些許延遲，因為血液脈動流經腋下、手肘到手上的速度，比經頸部湧入腦部的脈搏慢了約千分之一秒。

要有這些循環及從中衍生的循環，則身體需要兩項要素，才能多活五分鐘：如活塞一樣活躍跳動的心臟，以及足夠的壓力，讓血液流入細膩滾燙的大量線路，並讓血液收回。

射殺和麋鹿一樣大的動物時，要當場割斷牠脖子，盡量讓血灑到地上，否則牠的肌肉會僵硬，因血栓而堅韌。多年前的冬天，弟弟和我距離一哩之遠，忽然，我驚嚇到濃密樹叢間的麋鹿。我和牠都嚇了一跳。牠忽然從小樹上揚起沉重的頭，轉身逃跑。我瞄準牠前腿後方一個點，然後開槍。

我不確定是否命中，只顧循著牠的足跡狂奔。樹枝戳打我的臉。在小丘底下，牠腿往下一跪。我放慢速度，在牠倒臥的結霜樹葉下煞住腳步。牠鼻孔噴出大量白氣。血從牠脖子的棕色皮毛淌下。我射中牠的頭，而弧度巨大的鹿角偏向一邊。我抽出刀，卻下不了手。弟弟火速衝過樹林，看我愣在那邊，便趕緊拿出刀，往前彎腰，切斷麋鹿頸部的大血管。

「去找爸爸過來。」

我們把牠頭鋸掉，匍匐到牠胸口，把內臟挖出，直到牠空了，再把牠分解到夠小塊，好從樹林中運出。我們把腿、肋骨與背部掛在古老的冷房，就在這扇窗對面。鼬鼠與老鼠會扭扭鬍鬚，嗅聞空氣中的血味，但牠們不會在冷房出沒。

過了五天，紅色的血終於不再滴落到鋪了報紙的地板，那時才能開始屠宰。在那項大工程展開之前，我們會吃肝臟、腎臟、舌頭，及曾經活生生的心臟。

若血管因為切口或子彈而開放，沒有封閉，那麼心臟就會流乾。如果只是裂縫或擦傷，蛋白質網與血小板即可發揮功效，湧到這裂縫止血，形成薄薄的皮膚，直到幾天後上方會長出長出更厚的皮膚。要是這個洞太大，血液之網就擋不住壓力了。

有一次，一名焊接工送到我面前時已慘無血色，氣絕身亡。意外發生時，他身邊的人看見金屬板掉落，切掉這人的上臂。但他沒有立刻施加壓力，讓血留在傷者體內，而是急著離開現場，打電話叫救護車。

他應該趕緊脫下上衣，緊緊壓住傷口，像血小板那樣。如果血液仍繼續流，就以自己的體重壓住傷口。如果還是不行，別管三七二十一，先在傷口上方綁一條帶子，要剛好夠緊，讓血止住。當然，下方的肢體可能缺氧飢餓，甚至因為太久無法呼吸而壞死，且男子可能失去那條會焊接的手臂，但他至少可坐在床上盯著殘肢，而不是蒼白躺在外傷擔架床上，身體已變得太過冰冷。

如果傷口是在頭部、頸部或軀幹，則只能用壓的，等外科醫生戴著手術顯微鏡，將傷口縫合。

如果活著的話，心臟推出的循環知道該怎麼做。這循環會在需要更多血的地方打開，在不需要血液的地方封閉。那名朋友跑去打電話、使他孤單瀕死的男子，心跳越來越快，然而血管循環開始萎縮，手指、手腳、腿部會依序開始斑駁，因為剩餘的血會衝回腦、腎臟、肝臟，最後則是心臟。

噗通、噗通、噗通。

那就是心臟的聲音。並非源自撞擊肋骨，而是心臟瓣膜快速關閉、快速關閉、快速關閉，這樣血液才不會逆流，毀了一切。

如果心跳出現太快或太慢的不正常現象，或是心跳停止、血管鬆弛、變粗與盤繞，血液就會變冷、變濃稠，微血管會開始滲漏，而細胞就會飢餓壞死。這樣就沒有呼吸運動，也沒有更了不起的故事可說了。

大約十年前的某個下午，鄰居來到山頂上，發現我祖父趴在貨卡的方向盤，胳臂伸出窗外。他的心跳慢得快要停止。鄰居把他從座椅上拉下，讓他躺在地上，這時血液湧入腦部，於是他恢復意識。他想坐起，卻昏了過去。

鄰居與朋友將我祖父送回家，讓他坐在他現在坐的這張沙發上。他把每個要送他上醫院的人揮開，直到我祖母回到家。他還是上了醫院。醫院幫他連接心電圖儀，發現他心房快速顫動。循環路線上有傷痕，原因或許是香菸或某種古老的基因所造成，因此並未連接到心室。在缺乏刺激下，心室疏於製造壓力。救護車把祖父送到最近的城市，到院後的一個小時，就裝了心律調節器。

就像神奇的魔術，電力會自動抵達心臟，支持我們生存。不過，一旦電力離開身體，就無法找回。如果還剩下一點點電力，即使混亂也仍有機會。如果能在幾分鐘內及時處理，在心臟中找到信號，就可以快速讓電流流過細胞，促成一次激烈收縮，提醒細胞該往哪個方向運作。

這就是在醫療劇中會出現的場景，有人會朝著大家喊「Clear!」[1]，然後病人的身體會彈跳。電擊就像閃電，瞬間就會消失，只能調整已存在的電流。電擊只能幫助自己身上仍有電的人，亦即有血可推動，而心臟也夠強，能推動血液的人。如果心臟沒有拍動，我們就只會看到一直線，那乾脆把心電圖貼片貼到牆上也一樣。

雖然在急診室中有東西可輔助人體的呼吸道（例如氧氣罩），也可以用口、袋子或呼吸器來輔助人體呼吸，但沒有任何東西能媲美人的心臟。如果某人的心跳下降，沒有脈搏、剛死，你可從體外用CPR輔助，運用你的力量搶回一點時間，直到找到電力。但即使是最強力的CPR，也只能提供人體生存所需的四分之一流量。病患的大腦在死亡，腎與肝臟也是，只是比較緩慢。

缺少完整脈搏的每一分鐘，未來都在流逝。如果心臟在醫院停止，周圍會有人馬上跳到胸口，每四人會有一人起死回生。在城市街道上，若有受過訓練的人出現，且有救護車可叫，則十人中有一人能活下來。

在急診室，我們永遠無法得知送到我們眼前的人是碰上哪種情況，因此只要有一絲機會，我們就會搶救。我們會電擊、調節心律、輸血、壓斷肋骨、用藥，讓身體五公升血液中剩下的部分能回到中心，並再次把血推到大腦，點燃受困的電力。

我們所使用的藥物，類似你走在暗巷時有兩個男人從陰影中竄出，導致你大量湧出的腎上腺素。我夢見自己瘋狂敲打冰塊，想救出受困其中、凍壞的弟弟時，也會分泌腎上腺素，把我驚醒。心跳加速、壓力加大、瞳孔放大，盡量讓光照入，因為死亡近在眼前，我們必須看清楚，決定該戰戰戰，或是逃逃逃。對有些人來說，生命走到最後的感覺，反而是活力既強烈又旺盛。

1 譯註：意指不要碰觸病人身體。

D 藥物 Drug

我今天到他臥室找藥丸，發現房間內滿是祖母的遺物。鏡子上掛著一串珍珠項鍊。她的字跡如圖書館員一樣整齊，寫給自己的字條仍堆疊在書桌上，衣櫃裡仍是她的衣服。那時我宛如走進記憶中，一切熟悉如故，卻是活生生的事物的片段。

她是一年前走的。我這輩子最想見到的人就是她。我會把沒告訴任何人的夢想與祕密跟她說。小時候，藥房老闆會把沒賣掉的漫畫封面撕下，寄回去退款，但她說服藥房老闆，別把這些書拿去燒掉，還把這些書要來。我有一箱一箱備受覬覦的版本，一毛都不用花。我就是這樣學著讀書的。

她人生最後的幾個月在醫院度過，祖父在一旁陪伴，看著她日益衰弱。一開始是她的意志力，然後是記憶力、感官，最後是呼吸。母親曾說，護理師們都在說他時時刻刻坐在那裡，自始至終守候。

我當時並不在。我告訴自己，那裡太遠了，後來又登上飛機，飛向地球另一邊。

我最後一次見到她時，她仍在家裡寫字條給自己，在連我都覺得難爬的陡梯上爬上爬下。她流鼻血，無法按壓止血，因此我帶她上一間小醫院求診；某一天，她就會在那家醫院離世。醫生建議用液體古柯鹼[1]來止血。這種藥能讓血管緊閉，同時使皮膚麻木，這麼一來，即使燒灼流血不止的地方，病人連眉頭都不會皺。

護理師把浸泡過液體的棉花球塞進祖母鼻孔，她閉上雙眼往後靠，臉在燈光下蒼白發亮。血流之河滲到她嘴角，我用衛生紙將它拭去。

一分鐘之後，她眼睛睜開，眼神恢復明亮。「我覺得好多了，」她說。「我們回家吧。」

任何有效藥物都有副作用。古柯鹼使鼻子麻木，讓人以為情況沒那麼糟。

「還不行，」我回答，「但再一下就好。」

醫生進來房間，從黑色袋子中摸找一根燒灼棒。

我從祖父床邊拿起這瓶藥丸。

我從來沒這麼努力想幫忙。他不喜歡開車到太遠的地方，尤其在道路結冰的時候。因此，昨天我載他回到老農場，他和祖母就是那附近相遇，距離這裡大約有一百公里。他的世界慢慢隨著身體縮小，但心靈仍在漫遊。

今天早上，我還是扮起醫生的角色：看診。我通常不為至親看診。雖然愛是做許多事最好的出發點，但做困難的抉擇時最好保持距離。也可以避免犯錯。

我把祖父的藥丸交給他。他打開塑膠罐，將藥丸倒在桌上，把其中一顆分成兩半，拿一半放進嘴裡，另一半放回瓶中。我打開他收藏其餘藥物的抽屜，有十幾瓶圓瓶繞著小圈滾動。

「你怎麼知道要吃哪一種？」

「我記得。」

我把藥瓶收集起來，細看標籤。「這些不好。這也不好，」我說著，把這幾瓶排在桌面上。「這些可以，」我說，拿起兩瓶半透明的橘色罐子。「這些是治療疼痛的。橢圓的早上起來服用，午餐時吃兩個白色的。」

我把一粒橢圓藥丸倒出來。他點點頭，放進嘴裡，配水吞服。我刮掉瓶子上的說明書，在一張白紙上畫好日曆，寫著藥品名稱與形狀。

1 譯註：也稱「可卡因」。

散裝藥丸在四處散落，標籤上有小小的字。藥物應該由藥房分裝好，裝進氣泡袋，大約一週份，有正確的服藥時間，方便病人服用。

人上了年紀，身體越常出問題，因此要吃藥來治療這些狀況。但是，能得到藥效的歲月變少了，反倒是錯誤所造成的影響更大，副作用越來越多，且合併出現。行醫最重要的規則是但求無害，只是我們往往出於善意，打破了這項規則。

我就讀醫學院時，曾有老師堅持，若要讓病人住院，就要病患先完全停藥，這樣才能為病患的身體重新導入最少的藥物，一次使用一種。她說，好的藥物會盡量排出體外。從她那裡學到的，就是我在急診室最常詢問身體不適的人問題：我們對你做了什麼？

「你怎麼有這麼多藥？」我問祖父。

他聳聳肩：「他們給的。」

心臟科醫生、腎臟科醫生、骨科醫生。他們加入自己熟知的一兩種藥，而病患與家庭醫生驚訝地看著藥單越來越長，卻不願意刪掉任何一項，以免錯過了他們不知道的好處。

我曾見過一個人服用二十二種不同的藥物。這些藥物放進了鋁製膠囊，像太空時代的膳食。他一整天都在吃藥。他臥病在床，渾身蒼白，幾乎無法動彈。我說，老兄，你也吃太多藥了吧？他聳聳肩說：會嗎？

我把藥瓶排列起來，看看是什麼時候開的處方，又剩多少藥，這樣便能看出他還在吃哪些藥，哪些已經不吃。我從中挑出他真正需要的藥物。

這三種。一種預防痛風，一種血壓藥，一種低劑量阿斯匹靈。

需要這個字眼可能太強烈，或許說利大於弊比較貼切。阿斯匹靈很可靠，因此救護人員若在救護車上看見病人有心臟病發作的跡象，可以讓病患服用阿斯匹靈。長期以來醫生都讓病人服用阿斯匹靈，而醫藥界砸下鉅資，仍無法做出更好的藥。即使如此，對於像我祖父這種兩年來每天服用的人而言，每百人中僅有兩人可免於心臟病。至於是哪兩人不得而知，我們沒有計算方式，因此只能求平均值，寧可謹慎行事。其他九十八人則要付出代價，還有流鼻血。

降壓藥能幫助的人更只有一半，大約百分之一，但有九人會出現嚴重狀況，必須停藥。等你讀到「D」的時候，你用來改變局勢的力量已經很微薄，幾乎就要消失。要說明關於生命的數字很容易，比如某藥物可舒緩數百萬人的問題，不過，要說明什麼值得人活下去，可就沒這麼簡單了。

至於痛風，由於吃不吃藥差異不大，但我知道他很討厭疼痛，不會願意停藥。

我從這排藥物中拿出一瓶止吐藥，在蓋子與標籤打大大的X。這藥有鎮靜效果。如果在地板上行走都成了重大危機，那麼小小的細節也不能大意。

「把這些拿給醫生，跟他說別再開了。」

「我不吃這些藥，吃了會不舒服。」

八十年前，這附近曾有一列火車在高速行駛時出軌，車廂翻覆扭曲，貨物散落到樹林中。我祖父與他早已作古的兄長從殘骸中找到一只箱子，裡頭有一瓶瓶沒破的威士忌。他們喝掉一瓶，搖搖晃晃回家，爛醉如泥地倒在床上。這是他們頭一回喝醉。到了黎明，他們起床幹活，卻吐了一整天。之後我祖父不再喝醉。他不是反對喝酒，只是不明白為什麼要喝讓人不舒服的東西，怎麼可能讓你變好？

我用一條粗橡皮筋把這些藥罐子束起。「你不用吃這些藥，這些沒什麼用。」

「很好。」

我把藥瓶放回抽屜，從桌上拿起鑰匙，放到廚房流理台。我幾小時後就要離開了。我把東西慢慢往門邊移動，最後放到門廊外的冬日寒風中。我起身洗碗。

「坐、坐下來，我再來洗，讓我有事做。」

我坐下。

「玩克里比奇（cribbage）[2]？」我問。

「準備好輸了？」

「凡事總有第一次。」

我手上的牌糟透了，很難挑出哪兩張牌當作棄牌，但總之我選了兩張放到桌上，牌面朝下。每回玩克里比奇多半是他贏，除非我運氣不錯，拿到好牌。我很難掌握他玩牌的風格，總覺得他會隨意過牌棄分，因此我很難預料機率。他先拿一張十。我不知道他有何打算，也跟著出十。

「二十，兩分。」

他又出了另一張十。

「三十，六分。」

他的銅栓領先先了我的銀栓。那佈滿皺紋的厚實雙手，掃去了掉落的牌。

或許可給一點點鎮靜劑吧。

我選的止痛劑是由腎臟代謝的。他只吃一顆。我或許不會開這種藥給不熟的人。我會給

2譯註：這種遊戲需要一副撲克牌，兩個栓子，以及一個計分板。玩家依照打出的撲克牌花色，決定分數，以及栓子在計分板上可以走幾步。率先讓栓子抵達終點的玩家獲勝。

一點點劑量，讓他早上能在爐邊站著，或許下午也給一點，讓他能下樓，到樓下的工作台。我了解他，也知道什麼讓他值得活下去。培根。明天的培根，而不是三年後的培根。

洗牌聲傳來，他翻牌，瞥一眼就決定。

我學習在醫生不多、沒有醫院，在樹下成立的診所看診時，恩師曾提醒我，一定要給每個人一些藥丸，即使只是維他命。他說，如果不給藥，求診的人會認為我沒盡力。要是哪天孩子生了重病，他們會到其他地方求助。後來，我看著他們走在黃沙滾滾的路上，交換藥錠，紅色換黃色。

若在急診室或在樹下等兩個小時，然後被告知沒有任何人發明的藥物比他們自己的身體更有療效時，恐怕沒多少人會思考這答案多麼奇妙。因此，我們多半會給模稜兩可的藥物，那些藥沒有太大的效果，也不會造成太多傷害，例如制酸劑、止吐劑、止咳劑、抗憂鬱藥。許多藥物只是讓病人想睡，而每個人在小睡之後都會比較好；不然這些藥物就是占據了他們的心，讓他們從困擾中稍微歇息。畢竟只要經過充分的休息與時間，吃得好的健康者都會痊癒。

人類發現，賣藥是賺錢最快的方式。除了食物與房子之外，我們砸下最多錢購買的就是藥。西方社會的民眾服用大量的藥，無論這些藥對我們是好或壞。這些藥物通過人體之後，排到水資源區，讓大家喝進肚子。在美國東部的波多馬克河（Potomac River），河水中有大量來自避孕藥的黃體素，導致魚變性。而在東岸至少有部分地區所捕撈的鮭魚，含有古柯鹼、抗憂鬱劑與抗凝血劑。

我和十幾個急診醫生的共用辦公室裡，垃圾桶滿是藥廠寄來、卻未曾拆封的郵件。他們竭盡所能，使新藥名稱出現在看似正式的研究報告上，讓我們看見，進入潛意識。之後，我們會不假思索，讓它出現在處方簽上。藥廠贊助研討會，贈送筆給我們。若我們開這藥，就給錢。到頭來，還是他們占盡優勢。若耗費鉅資，證明它比現有藥物更容易服用或記住，在幾十萬人中能多對幾個人利大於弊，即使成本加倍，我們也會朝它靠攏。這麼一來，好幾百萬個病人就會捧著錢上門，也不太考慮這些錢有沒有更好的使用方式。

越來越多人告訴我們，醫療照護必須像做生意，病人就是顧客，得讓他們高高興興離開。大家如果離開時手上有處方會覺得比較好，那麼只要藥物有一點點發揮功效的機會，何不嘗試一下？紓解病痛的光芒總是比潛在傷害耀眼，等到不良後果浮現時（經常發生），也很難說原因到底是疾病，或者藥物。

藥物對於人體的改善往往無法持久，因為人體時時隨著內外環境、情感、社會與基因等因素變化，每一項因素環環相扣，根本無從分辨何始何終。調整單一一項生理過程，只會影響最容易測量的層面、檢驗參數、血糖或血壓、腦中的血清素濃度。這樣的變化對人的生命影響程度，通常比我們願意承認的還低。我們也很難預期從中發生的螺旋效應。

雖然有無數人身穿白袍，向顯微鏡內盯著看，但我們仍無法瞭解簡單的事，例如肺炎病患以抗生素來毒害己身時，至少需要幾天才能讓病菌離開，找其他人當食物。

其實，存在於皮膚上與胃部的細菌，比我們體內的細胞還多，而這些生物也會吃藥。有細菌會死——而且是好菌，其他的只是順帶殺死。之後，有些致病細菌仍堅守原地抵抗，與幫助我們保持健康的細菌一起伺機而動。醫院門把殘留的某些病菌，根本不怕任何人類製造的藥物，因為我們使用這些抗生素太久了，無論是用在牲畜飼料，還是根本不需用藥的人身上。

有些藥物能拯救生命，例如甲狀腺素可挽救缺乏者、胰島素可拯救依賴型糖尿病患，或是後天免疫缺乏症候群的抗病毒藥物、部分化療藥物、抗瘧疾藥物、嚴重感染時的抗生素、可安撫免疫系統過度反應的類固醇。在多倫多燈火通明的急診室，有一排排強效藥物，若我們需要的藥物缺乏，藥師就會以氣送系統馬上送來。

由於藥效很強，因此在調劑室最好不要說話，以免護理師把腺苷（adenosine）和阿托平（atropine）弄混。前一種藥物是用來治療心跳過快，會使心跳停止幾秒鐘，但這幾秒鐘已經夠讓人恐懼，以為自己會死。第二種藥讓人覺得心臟要跳出胸口，因此你來到急診室時若心跳太慢，無法產生脈搏，那麼我們會很快給你阿托平，甚至直接穿過你的牛仔褲注射。雖然不像你的腎臟分泌大量腎上腺素那麼快，但我們每年都在練習，動作一年比一年快。

在阿迪斯阿貝巴，我將看見有嚴重心臟病的年輕人得使用老人用藥，那些藥品在任何醫生眼中都像輓歌。抗凝血香豆素（Warfarin）、毛地黃強心劑（digoxin）、螺環固醇內酮利尿藥（spironolactone）、塵歸塵土歸土。他年幼時曾罹患風溼熱，只要能用盤尼西林治療鏈球菌性喉炎即可預防。雖然和肺炎一樣，我們不知他至少需服用幾天，但總之需要一些，我們就是採取這樣的做法。只是我們在製造一些效用不大，但也沒多少傷害的藥物，甚至把藥物沖到下水道時，有些需要這些藥物的人已死了。

衣索比亞有腎上腺素，幾小瓶腎上腺素放在特別的抽屜。也有煩寧可供癲癇者或無法平靜的人使用，還有鎂可讓妊娠高血壓患者使用。不過，還沒有腺苷，目前還在努力。我差點就從加拿大帶幾小瓶過來，沒有的話實在很難教學。

「你有麻煩了，」他說，栓子只差幾個洞就要抵達終點。

「我的策略。」

另一手爛牌。

目前許多成年發病型糖尿病的用藥正在開發，每一種功效差不多，全都遠不如改變飲食習慣、每天多走半個小時有效，但十分有利可圖，最聰明的人都想向錢看。實在不妙，畢竟有些作用不能光靠藥物，而是得靠病患的信念，他要確信自己正在接受正向幫助才行。治療的企圖加上病人想康復的意志力，才能產生催化作用。如果少了其中任一個，沒有任何藥物可以變出奇蹟，至少無法長久。

我總有一天會看到這種藥物。我家族有這種糖尿病例，或許改天就輪到我。我在想自己會不會使用這種藥。或許吧！我想看看吃了之後的感覺如何。

「再來一場？」

「我該走了。」

「好吧。」

我把藥丸放回抽屜，一手將桌上的餅屑掃進另一手，之後扔進廚餘桶。

我已收拾好行李，我沒帶多少行李，東西都擺在門邊了。湖開始結冰，不久之後就會蓋滿冰，之後幾個月會大雪紛飛。漫長冬季即將來臨，屆時他恐怕得足不出戶。

「我不會有事的，」他說。我們在門邊稍微擁抱，然後我上了父母的車，朝他們所在的南方前進。

我在暖車，看見他經過小窗戶。祖母曾在那邊窺視窗外，微笑揮手。祖父倒是沒有徘徊，一下子就不見人影。

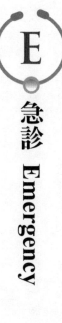

E 急診 Emergency

輪值夜班前，我睡睡醒醒。臥室隔壁的大麻咖啡館傳來低沉的貝斯樂音，使得連接我的心與理智之間的線繃緊，我在凌亂的被窩裡翻身。值夜班這麼多年了，我仍覺得興奮與恐懼。

我的鬧鐘發亮，房間充滿藍色燈光。我現在設兩個鬧鐘，是因為戴夫的前車之鑑。他曾經叫不醒，後來是人家報警，結果警察出現在他門邊，確認他是否還活著。我翻身起床，穿上衣服，煮開水泡咖啡。

我騎著單車穿過小巷，睡醒後眼窩後方陣陣悶痛，讓我頭疼。街車軌道上的白雪融化成棕色，碰到我的車輪。最後一次轉彎後，救護車的閃光映入眼簾。我從排隊人群中穿過，爛泥飛濺到我膝蓋，我將單車鎖在黃色圍籬上。人行道沾有褪色的斑斑血跡，一名男子在抽煙。我一語不發經過他身邊，門倏地打開，暖風迎面襲來，吹進寒冬之中。

走道上是散落的黃色靠背板，那是運送脊椎斷裂傷患用的。接著推開另一扇彈簧門，候診區喧嚷聲傳來。

「……血壓……翁，瑪格麗特．翁請到掛號處……醫療卡……（嘶嘶）……嗶嗶嗶……」

兩名醫護人員在等掛號人員。他們中間有個綁在摺疊擔架上的人，心率監測器發出警告聲。掛號人員在一呎厚玻璃後方，將病歷夾好。

檢傷分類處有兩張椅子，其中一張坐著身穿牛仔外套的人，揮舞幾張紙。護理師珍就在對面，坐在半開門的另一邊，雙方沒有玻璃相隔。她得摸求診病患，感測脈搏，嗅聞他們的呼吸。她點頭道，**是**、**是**，看見我之後便與我招手。

我微笑。她正要做個決定，依照他的情況（外表、脈搏跳得多快），判斷要把他送到急診的重症、中度或輕症區，以及該排在隊伍的哪一個。像他手上拿著這麼多醫療文件的人，都習慣排隊了。我會在輕症區見到他。

「嘿，醫生，」保全人員說道，拇指勾在防彈背心上，站在幾步之外看著揮舞文件的男人，確保那人保持冷靜。我們急診室至少配有三個保全人員，幾分鐘的路程外還有更多保全人員。市區毒品氾濫，很難保證來到這裡的是何方神聖。我曾有個同事被當作人質，揮舞槍枝的攻擊者在候診區被特警人員擊斃。歹徒一倒下，就被送進外傷急救室，但沒能救回一命。特警人員很少錯失目標。自此之後，我們的保全就相當嚴密。

「幫我開個門吧？」我說。他把手伸向擋板後的辦公桌。

我經過人滿為患的候診區。一名身穿橘色連身囚衣的犯人，警察坐在他左右兩邊。他托腮，腳鐐宛如一攤灰水，垂在雙腳之間。一名婦女捏著鼻子，頭往後仰。另一組醫護人員朝著擔架床俯身，和固定在上面的老太太說話。坐在椅子上的人抬眼，以為我會呼喊他們名字。他們看到我不是護理師之後，又低頭看手機。

我走到輕症區走廊。有個人手腕連著點滴，腿又紅又腫。還有更多人坐在椅子上。輕症區的桌上堆滿他們的病歷。護理師卡洛琳又多拿一份過來，對我同情地微笑。我聳聳肩。她後方的擔架上有名醉漢在叫嚷，掙扎著想坐起。

「躺好！」她說，「跟你講過，我等等就去找你。」

他靜下來。這裡的關愛很剽悍，卻真誠。

我走出急診室，朝更衣室前進，四下恢復安靜。這是夜班的樂趣之一。夜班人員少，因此彼此間會培養出革命情感。大家在睡夢中的黑暗城市裡醒著，發揮意志力。

刷手服機發出低吟，接著是叮噹一聲。我從轉動的白色架子上選了一套，脫下在街上穿的衣物，換上清一色的綠服裝。我戴上識別證、在脖子上掛好如今已熟悉重量的聽診器。我還從鄰座的費南多桌上偷取一枝黑筆。

回到空蕩黑暗的走廊上，這裡白天總是滿滿的人，疑惑地盯著牆上的標誌。有個人在已發亮的地板上推著迴轉打蠟機。

急診部。非請勿入。

我把識別證放在自動門上。

喀。

我進到重症區，每個角落的燈光都明亮刺眼。在診療桌邊，一群住院醫生聚精會神判讀檢驗結果，捲動螢幕，尋找某種模式來做出診斷。有個人拿下眼鏡，頭趴在桌上。他身邊的同事睡眼惺忪盯一張胸部X光，白色骨骼凝結在電腦螢幕上。

我曾是他們其中一員，但結束住院醫生階段之後，就不再有人越過我肩膀，抓出我犯的錯，工時也不那麼長。不過我會在各種時間值班，例如耶誕節下午、星期日半夜；就算不是我，也會有和我一樣的人。八小時的輪班沒有休息時間。從清晨到午夜，四、五個急診醫生分散在急診室各處，另一人在電話旁為嚴重外傷待命。但大夜班無論一開始顯得多麼新奇，都沒有人想值。後來，研究人員說夜班會讓你生病，但這其實不需要科學告訴你。因此在午夜之後，你獨撐大局。

而且工作步調快。城市把人口往市中心拉、人靠著副作用大於療效的藥物越活越長、做更多手術、產生更多併發症、看診科別把人體越分越細、花越來越多時間在電腦螢幕前，而不是到外頭走走，且越來越焦慮……林林總總的因素，導致急診室求診人數日益增多。

人們會憂心忡忡，在搜尋引擎上鍵入自己的症狀，而不是詢問祖母。他們和我在醫學院時一樣，那時我還不了解疾病會在病體（而不是健全的身體）所呈現的特殊模式，就認為自己得到了諸多可能疾病中最嚴重的那一種。

我還在學時，曾在頸背摸到一個豆子大小的淋巴結，現在也還在。我當年讀到淋巴癌時心跳加速，深信自己罹患這種病。我在神經解剖實驗室時，突然視線模糊。全班在幫神經幹道著色時，我到教室前找神經外科醫生，一臉嚴肅，跟他談論我的腫瘤。他叫我坐下來。偏頭痛。我的視線清楚了。知道疾病，反而讓你覺得自己病了。正因如此，治療小朋友是一件樂事。他們的心靈還沒學會否定自己的身體。

沒多少年以前，兩百人掛號的場面很少見，現在則是低於兩百人掛號的場面很少見。不久之後，就需要兩人值夜班。過去幾年，我們可以撐整晚，也不會忙不過來。

湯姆坐在重症診療桌，看著電腦螢幕上急診部的虛擬地圖。每一床都是紅色，代表滿床。我把咖啡杯放在他旁邊。
「你好嗎？」我問，從印表機紙匣中拿一張紙。
「好到不行，」他說，手臂高舉，伸個懶腰。
一個身穿白袍的年輕女子，在五步之外徘徊。
「妳是今晚值班的醫學生？」
她點點頭。
「好，過來吧。」我說，一屁股坐到椅子上。
「還有個資深的住院醫生，」湯姆說，「大家都說她『準時』。」
「真不錯。為什麼？」
「你得問她。她已經去看診了。」
「好跡象。」
「對，她很不錯。我昨天與她共事過。好吧，我得走了……」
我湊上前一些。
「一床是七十歲男性，有心臟衰竭史，大約一個小時前送來，呼吸短促。一開始情況不好，但用了硝酸甘油與利尿劑之後就好多了，甚至不需要給氧氣。」

我點點頭。硝酸甘油讓血管擴張，減少湧入心臟的血量，這樣心臟跳動會比較輕鬆。利尿劑會讓鹽分排出腎臟，這麼一來，從功能不佳的心臟中滲透到肺臟的過多水分就會排出。

「胸部X光……這邊。」

他拿出一名男性肋骨的影像，撲通撲通跳的心臟在中央。肺臟因為有空氣，通常看不到，但這個人的肺部比較白，因為他的馬達失靈，因此在壓力下，水滲透到肺臟的薄膜。

「不錯，」我說，向湯姆和我眼前的醫學生指出這一點。

「原來病患並未服藥，我們已經談過這件事了。還在等驗血結果。不過，若他能通過步行測試，我想之後追蹤就行了。」

這十分鐘講的是急診室病況最危險的病人。我沒見到湯姆說的任何人。雖然只要我要求，就能見到他們，只是每隔幾分鐘，病床上又有新的病患，多到超過我能處理。你必須信賴要下班的人，相信他的規畫，認為他們果決的態度沒有錯。

湯姆懂得「竅門」。他的敘述有條有理，每個細節都環環相扣。如果不行，我們會再瀏覽一次，或讓我擬定新計畫。

「二床是三十五歲的男子……」

我草草將十五個人生命中的小故事，寫成短短一兩行的主訴，並圈出狀況特別突出的人。

「妳是第一次值夜班嗎……札娜布？」我看著她的識別證問道。

「對。」

「很刺激喔，」我說，起身走到護理師的桌子，去拿候診病人的病歷。她跟過來。

「好，我們動作快點，這些病床，」——我比著周圍以布簾排出的半圓——「都是重症。」

她點頭。

「是病得較嚴重的病人，包括心臟病發作或疑似心臟病發作、中風與過度用藥。外傷、低血壓、心跳太快或太慢。無意識。病情加重、需持續監測的，或需要收集久一點的資料，才能判斷該讓他們留院比較保險，或可以返家。」

我指著一個螢幕，上面記錄著十幾人的心臟狀況，每個人的心跳都不一樣。

「假設有人跌倒後被送來，沒有人確定他們是被絆倒或昏倒。我們要觀察他們的心跳是否規律。你可以把畫面往回拉——像這樣——就能看到他們連到儀器之後的情況。很不錯吧？」

「對，」她說。

「如果他們有家，且回家安全無虞，就讓他們回家。如果沒有，或需要醫院才能提供的治療，就讓他們住院。重症區護理師較多，一名護理師照顧兩床。重症區和中度區的差異就在此。我們在凌晨一點，會和中度區病房交班。那邊的病患也有連到監測儀器，只是沒那麼多護理師去探視，訪視每個病人的時間也較短。」

一名身穿白袍的女子從十一床出來，加入我們的行列。我對她微笑打招呼。

「剛才跟札娜布簡介急診室。中度病症區會處理腹痛、腎結石、陰道出血之類的狀況。病患生命徵象大多正常，可等一兩個小時，雖然他們其實等得更久。那邊隨時有保全人員待命，因此有精神病、自殺傾向，或嗑藥的人都會送到那邊。說到毒品，聖米迦勒這一帶進來不知怎的，出現了許多安非他命。也有快克，什麼都有。神仙水、搖頭丸、海洛因、芬太尼、奧施康定，」我停下來想一下。「還有酗酒的，多得不得了。病人有可能很激動，因此要獨自進入布簾後的病床之前，最好先問問我或護理師。」

札娜布順著我的視線，因我這番話而猶豫不前。我也是。那是我待過最刺激的地方。

「最後則是輕症區，那裡最忙，只有幾個護理師，沒有多少人在監測。病患要等很久，都是些小毛病。那是對我們來說啦，對病人而言卻是一生中最折騰的一天。」

資深住院醫生微笑點頭。

「這邊的運作大約就是這樣。妳，」——我指著札娜布——「負責看病例、病史與理學檢查，跟我說妳認為是什麼情況，我們再一起擬定治療計畫。懂嗎？而妳，」——我把資深住院醫生的識別證翻面：艾倫，是最後一年的訪問住院醫生，在外傷部輪訓，或許想找個工作——「在妳要做掃描或讓人出院回家前，先跟我談過。我們每個小時會面一次，看看情況如何。如果有外傷的人進來，都交給妳了。」

「好。」

「喔對了，如果聽到『馬斯卡利克醫生到某某地方』，就到那個地方找我。那邊有刺激的狀況發生了。」

她們滿意地點頭。

「好，開始吧。我們會先到重症區看診，之後讓別的醫生回家。」

我快速瀏覽寫字板，看看尚未看診患者的狀況。胸痛。呼吸短促。意識混亂。他們的名字不再是首要資訊。求診的人化身為疾病與病床編號。

「妳開始吧，」我說，把最上面的病歷交給札娜布。「胸痛，聽起來很可怕。」她走到第八床，站在布簾外判讀紅色的心電圖。

「我前幾天在輕症區和她看診，」湯姆越過我肩膀說道，一邊收拾一堆散亂的文件。「她也很可靠。」

「太好了。祝你一夜好眠。」

我瀏覽剩下的病歷。十一點二十三時，意識混亂。呼吸短促，十一點四十時。別挑剔別人寫的病歷，接著看下一個人就是了。

不過，病況最嚴重的優先看診。這最重要的原則，病況最重的不必照順序。負責檢傷的護理師會先快速分類，檢視生命徵象、心跳、血壓、體溫，也看看身體支撐狀況、服裝、主訴，詢問幾個關鍵問題，例如關於胸痛怎麼發生的，以及怎麼會突然虛弱等等。

進入診間之後，會進行更詳細的檢查，另一名護理師會花更多時間了解情況，抽絲剝繭，看看他們穿上病人服時如何喘氣、露出哪些瘀血，二十分鐘之後再回來，看看有何變化。最嚴重的狀況不會保持不變。呼吸短促會變成呼吸困難，意識混亂也會變成失去意識。

病人第三次說明他的情況，這一次是對我說明他們怎麼連接到這些儀器的過程。有些人覺得厭煩，但我得親自聽過才行。我必須時時保持懷疑，不能理所當然地信賴先前的資訊，起碼要眼見為憑。我在心中提出診斷與治療，判斷誰該出院，誰該住院，以及他們在急診室要經歷的中後段歷程。從法律角度來看，我犯的錯誤會最嚴重，所以我得以夠不同的方式來問兩個問題，讓答案盡量明顯：你今天到底為什麼來這裡，以及為什麼要今天來？

之後，我會看他們的鞋子。事實上，我可能會先看鞋子，如果沒穿鞋，就看他們的腳。

這能透露他們的經濟情況，預期他們離開急診室後，能負擔多少的照護。

過去，當我的老師知道我能分辨哪些心臟應該予以電擊、那個心臟又該跳慢一點，也明白赤腳上沾滿瀝青而發黑的人多麼難以追蹤之後，就讓我獨當一面，面對呼吸困難的人體。我的工作就是要了解急診。哪些床應該空下來，留給命懸一線的人，該找哪個護理師幫昏睡的嬰兒注射點滴。

病情最嚴重的，無論最初是在哪一床，都有優先看診的權利。其他人則是依照到院順序，我們會盡快看診。我三不五時就得對等得不耐煩的人說這句話，真希望這句話能設在「急診」下方，也成為發光號誌。或許放在旁邊也可以，搭配個棕櫚樹霓虹燈，營造氣氛。

我們不會因為誰最有錢、講話最大聲，或是在醫院還沒開門就早早起來排隊，就改變做事方式。不過我們會竭盡所能，安置最虛弱的人。急診室的邏輯是我所知道最好的。因此我在這裡工作，這裡值得信仰。

我喝完剩下的咖啡。一名護理師將燈光調暗。幾個湯姆看診的患者沒有知覺、昏昏欲睡，大腦充滿嗎啡，等著趴在桌上的住院醫生寫住院書。這裡很平靜，至少目前如此，但絕不能在急診室說這個詞。這是我們唯一的忌諱。好吧，還有另一個迷信：沒有十三號床。

我行經一號床的男子，他能輕鬆呼吸。六號床的病體已經癱瘓，沒有意識，得靠著喀噠響的呼吸器幫忙。加護病房正為她騰出床位。若出現加護病房沒空床的罕見情況，直升機會把她送到另一處加護病房。說不定她能恢復自主呼吸，醒來時發現自己身處於一個新的城市，屆時肯定大吃一驚。

急診室四周的重症、中度與輕症診療區是燈火通明的空間，此時有二十個家屬焦急地坐著。對他們來說，要度過好幾個小時的等待。對我們而言，則是一連串的五分鐘會談，直到早晨來臨。

我站在意識混亂的男子病床外。我曾看過許多人進出這張床。癲癇、失血。也有大聲吶喊、瞪大眼睛、服用安非他命的亢奮男子，保全得拚命地把他按住。

我看了病歷，八十六歲。我把布簾拉開。

他看起來更蒼老。他獨自一人，眼睛緊閉，嘴巴蓋著空蕩蕩的牙齦。他剛刮過鬍子。

我在想，是誰刮的？刮得很仔細，毫無傷痕。我靠近一點，就聞到鬍後水的氣味。

或許是他自己刮的。

沒有喘鳴聲，血氧含量不錯，有百分之九十八。黑暗螢幕上的心電圖緩慢卻規律。他可以等一下。我把下一張病歷翻到前面來。

第十四床。呼吸短促。我拉開布簾，一名已見過五、六次的男子抬頭。他打赤膊坐著，腿垂在床下，削瘦的肩膀弓起，上下起伏。他吸氣時鼻孔撐大，吐氣時雙頰鼓起，讓氣體通過氧氣面罩邊緣；氧氣罩從他的臉連接到牆壁。

「嘿……醫生……」

「沙依德，又氣喘了？」

「對。」

「還有抽煙嗎？」

「減少到……一天……五根……」

「好。」我把聽診器聽筒放到他背上，聽見他哮喘。「你有咳出什麼嗎？有發燒嗎？有用氣喘吸入劑嗎？」

都沒有。我在他的病歷上草草寫下醫囑，開了吸入劑，還有類固醇藥丸，減輕他受傷的肺部發炎的情況。一小時後，他就會走出醫院，口袋放著吸入劑，之後還能用處方拿到更多。每次都是這樣。他總是說他需要更多。他一定有上百個吸入劑了。那些吸入劑呢？我沒問。

我把醫囑放到護理站，回到意識混亂男子的床邊。

「先生！」我嚷道。他沒有眨眼。我到他耳邊。「先生！」

沒有動靜。我拍他的胸部，還是沒反應。比較像是「昏迷」而不是「意識混亂」。我把指節用力在他的胸骨上反覆地揉。他露出不舒服的表情，手移到我手上。很好，有反應遠比毫無動靜好多了。

我感覺到抓住我的胳臂有脈搏。他手腕上的皮膚很薄。人上了年紀，脂肪與彈性都會鬆弛，皮膚衰老。有時老人家會因為撞到小腿肚而上醫院，這一撞連皮都破了。要縫回皮膚就像縫包裝紙，縫線會把皮膚扯破。我已學會改用膠帶。

他的肌腱之間的脈搏在跳動。他靜靜打鼾，呼吸聞起來有假牙黏著劑的氣味。

我更詳細閱讀他的病歷。他是從安養院轉來，有阿茲海默症，曾經中風。靠雙人搬移。未吃未喝已經三天。血糖正常。沒有家屬。臨終療護表格是由公共受託人簽署：轉到醫院，可使用抗生素，不實行心肺復甦術。

低聲呢喃穿過了門簾。

我曾見過這男子；應該說是和他境遇相仿的人。次數多到難以計算，而他們現在都已經去世。

我看了他的年紀與主訴，認為有兩條路可走。檢查他的鎮靜劑用藥、驗血、胸部X光、檢驗泌尿道感染、做頭部電腦斷層掃描，看看有沒有出血。若有出血，就要停用他正在服用的阿斯匹靈。

或者讓他去世。他已邁向死亡。無論我們如何假裝能延遲死亡的到來，治療對死亡的恐懼，這個人都不會感受到。若能與他說話，不知道他會不會想要延長這一段生命。但我無法與他說話。

這就是急診室隨處都在拉扯的張力。不光是在十幾種雜音之上，大聲喊出正確的藥名給正確的人聽，也不是在睡眼惺忪的凌晨四點，不忽略電腦斷層掃描上出血的小白點，而是如何把大量資源以有意義的方式，分配給可能獲益的人。若把永遠不可能再睜開眼的人都送到加護病房，那麼加護病房一天就會爆滿。如果把血灌注到不可能止血的人，血液就會用光，最後還是無法挽回病人一命。這類決定在衣索比亞之類的地方比較迫在眉睫，在那邊，一個人頂多能用兩單位的血，而不是二十單位。

我把他的供氧鼻管在他耳邊拉緊一點。

一位護理師把布簾拉開，瞇著眼睛看著我在沙依德病歷上寫的東西。「這寫什麼？」

「嗯……泛得林（Ventolin）[1]，五毫克。」我把老人的床單拉回他胸口。

「哇，你的字一年比一年醜。」

「妳得學著愛上鬼畫符。」

「不要，」她說著就離開。

我拉下男子的下眼瞼。藍色虹膜的瞳孔馬上縮緊，上面蓋著日射而產生的霧色白內障。某個人的兒子、兄弟、父親、丈夫、愛人。祖父。總有一天，有人會朝著我佈滿皺紋的臉彎下腰，把聽診器放在我胸膛，聽見我的心跳慢慢減緩。他們也會傾聽自己內心的想法，而我的想法則隨著回憶舞動，流出微小的洞。

或許我愛的人會隨侍在側。或許我會獨自躺在地上。

我把布簾拉到一邊，離開床位。

札娜布詢問了另一床病人一些問題。

再二十分鐘就是一點了。

在衣索比亞，我的朋友剛起床。他們比我們早七個小時，又因為使用科普特曆法，比我們晚七年。搭上從多倫多直飛阿迪斯阿貝巴的班機，吃個安眠藥，醒來就是大地。等不及想見到他們。他們的眼睛會發亮，我的也是。

衣索比亞的急救醫學才剛起步。這國家最大的公立醫院，負責照料最貧窮的人民，那些

1譯註：氣喘用藥。

人無法選擇到街頭隨處可見的私人診所。第一批急診男女學生會學到，要實踐病情最嚴重者優先治療的承諾。其中四人會成為衣索比亞第一批急診醫生，也是第一批教師，教導分秒必爭的醫學。

我上次到那裡時，狄米利希一早就攔下準備前往急診室的我。他眼神雖然疲憊，卻綻放光芒。他說，詹姆斯醫生，昨晚有個人被送進來時心跳停止，但電擊之後，現在活得好好的！

他露出大大的笑容。

我把醫囑放進盒子，填寫電腦斷層掃描的需求單。

一名護理師離開調劑室，拿著要給沙依德的藥。她後方是依照字母順序排列的靜脈注射與口服用藥。牆上擺滿密密麻麻的塞子、氧氣管調氣閥，金屬推車上有一瓶瓶的生理食鹽水、優碘、氯己定、雙氧水、無菌非乳膠手套、適合各臉型戴的面罩、清潔組與可在骨髓間移動的細長針頭。還有讓身體變暖或變冷的機器，暴力傾向者的束帶、中毒者使用的活性碳。一切都在我周圍的二十公尺內，如果少了什麼，會有跑得氣喘吁吁的速遞員送到我們手上。

札娜布和我討論胸痛的病例。一位三十六歲男子，沒有其他症狀，只是斷斷續續胸痛一個星期，每次維持幾秒鐘。心電圖看起來很正常。

「你認為是肌肉的問題？他移動時有什麼不一樣嗎？妳得問問看。」

我到中度區，之後到輕症區，寫下一些情況，讓另外兩名同事下班。

輕症區的病歷已掉到地上。我拿起寫著候診病患名單的寫字板，瀏覽這一區病床的概況。一名男子耳朵有蟲爬進去。一對年輕男女都罹患普通感冒。一名女子的酒杯掉下之後，撿起時割傷——

嘶。「馬斯卡利克醫生，請打電話到檢傷處。馬斯卡利克醫生，請打電話到檢傷處。」**喀**。

我看看時鐘。

清晨三點，酒館已打烊。可能是外傷。

「女士，抱歉，」我說，將繃帶繞回她手指。

我在牆上電話按下號碼。

「檢傷分類處。」

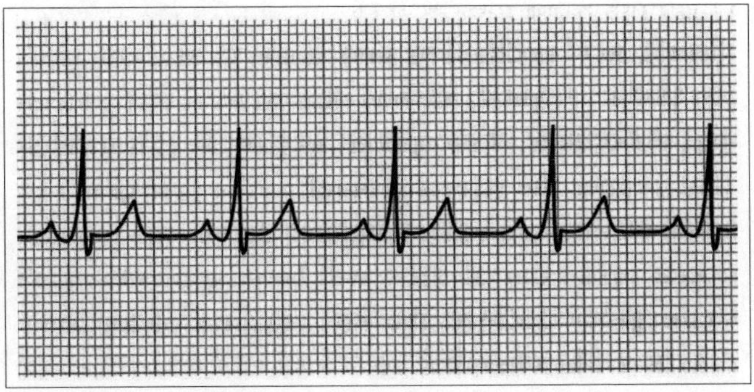

「我是詹姆斯。」
「噢，嗨。剛才接到救護車的電話，是一名年輕男性，臉部粉碎，失去意識。還有呢……」
「有插管嗎？」
「沒有，立即送醫。」
「預估抵達時間？」
「他們說五分鐘。」
「找好外傷團隊了嗎？」
「找了。」
「有看見我的資深住院醫生艾倫嗎？」
「幾分鐘之前在重症區。」
「好，拜拜。」
嘶。「請兩位護理師到外傷急救室，兩位護理師到外傷急救室。」**喀。**
我頭探進剛離開的診間。「我幾分鐘後就回來，」我扯謊。
我草草寫下破傷風疫苗的醫囑，把病歷放在輕症區的桌上，便前往重症區。我經過候診區。囚犯已回監獄去，他眼周瘀血，頭部沒有受傷。他原本位子已坐著一名酒醉男子，他雙腿交叉，低頭打鼾。兩名年輕女子比鄰而坐，穿著黑色洋裝與高跟鞋。其中一人把頭靠在另一人的肩上，她抬頭看著了匆匆經過的我一眼。她手腕上有一包冰塊，睫毛膏已流到臉頰上。

在重症區，護理師聚在桌邊討論該誰穿上外傷急救室厚重的鉛背心。我拿起電話，廣播找艾倫。她從一處拉上的布簾後方走出。

「怎麼了？」

她應該要注意到剛才找護理師到外傷急救室的廣播。我之後得提醒她。

「有外傷病患，幾分鐘之後就送來。臉部粉碎，失去意識。沒有插管，這表示他們可能嘗試過，卻沒辦法。外傷團隊在路上。妳有什麼看法？」

「呼吸道可能受阻。」

「當然。可能滿滿是血。妳需要準備什麼？」

嘶。「馬斯卡利克醫生請到外傷急救室。」**喀**。

「來不及囉。」

我從牆上抽出幾雙手套，從推車上拿個塑膠面罩，在走廊前往外傷急救室的途中交給她。門呼地打開。

「祝妳好運，」我回過頭說。

我從她身邊走開，之後從側門離開急診室，來到外頭的救護車停車處。

雪花在黑色人行道上打轉。一輛救護車在快速倒車進入斜坡時發出嗶聲，然後停車。一名男子跳下車，火速到後門，拉開車門。另一名醫護人員坐在擔架床邊，擠著袋子。他們把擔架床從救護車後車廂推下來，喀一聲放下一對床腳，接著再放下另一對床腳，快速將床推上斜坡。

我在他們旁邊疾行，在風中綁緊手術服。這男子的臉部浮腫，眼睛只剩下兩條縫。他發出呼聲的口中不斷冒出血，濺到透明的橡膠面罩上。外傷急救室的門打開，我讓擔架床通過，之後停下腳步，躲在入口門簾旁。艾倫在擔架床頭，札娜布在她後方幾步。救護員捏擠袋子，上氣不接下氣地唸出狀況。

「二十多歲、男性……臉部與頭部……遭到攻擊。無目擊者。心跳一百二十，血氧濃度百分之八十，血壓……」

外傷急救室擠滿護理師與住院醫生，大家看著艾倫。她環視四周找我。

我看見她流汗。

她幫病人氣管插管。要站在後方很不容易，但我仍控制住自己，沒走上前。外科住院醫生在病人的脖子旁邊，準備好手術刀，眼前已經戴好塑膠護目鏡。札娜布站在後方三步，瞪大雙眼，目不轉睛。

這男子被送到樓上，幫破碎的臉拍攝影像時，廣播又嘶嘶響了。一名酒醉的女子在陽台上跳舞，喝茫了的她在玩命，卻不慎失足。她也進了外傷急救室。她脖子伸長到後方，眼神呆滯，已經死亡。我們一個小時後，在白色燈光下告訴她兄弟。他堅強點點頭。她後方的父親輕撫女兒的頭髮，於她冰冷的耳畔輕聲說出關愛的話。

清晨五點，一名婦女來到護理站，艾倫與我正從電腦上看這男子破碎的臉。血已經從她繃帶上滲出。「我已經等了超過兩小時了，」她說，憤怒地把傷口伸到我面前。

「女士，」我說，「夜班只有我一個醫生，最嚴重的病人優先。」

妳沒看到那標誌嗎？在棕櫚樹旁邊的？

那隻小手指是有多悲慘？

半小時之後：「抱歉讓妳等這麼久。讓我看看妳的手。」我小心拆開紗布。「癒合得很好，幾乎看不出疤痕。」

她微笑，而那正方形空間在夜半時分，苦難消失了一些。

沙依德回家了，口袋裡裝著新拿到的氣喘吸入器，可讓他那堆吸入器又多一個。老先生的腦部沒有淺色血塊，因此我讓他帶著治療尿道感染的抗生素回安養院，把死亡又延後一天。一床心臟衰竭的男子在走路時含氧量會下降，無法讓空氣通過他的胸腔積水，因此我打電話找心臟科。他得住院到積水處理掉。胸痛的三十六歲患者已經返家，胸口發痛是因為太擔憂。

自殺的女子酒醒後打消了念頭。幾個腳踝扭傷。一人腳斷。流鼻血。兩個酒鬼睡在走廊上，之後搖搖晃晃出了門，準備再喝。流產。手腕斷裂。背痛。背痛。胸痛。有個人想要找個沒有雪的地方睡覺。一名加護病房的護理師被針頭戳到，擔心感染HIV。我拒絕為一名腿部早已痊癒的男子施打鴉片，他氣沖沖離開急診，把柳橙汁灑在地上。沒看到那個揮舞文件的男子。

早上六點到了，我對抗疲憊所造成的熟悉噁心感。打呵欠的住院醫生一個個回到待命的房間睡一個小時，拜託救護車不要再來。

日班的第一批人員已走進醫院（「早……早……」）札娜布給我一杯咖啡。從結霜的窗戶看出去，陽光開始滲透到黑暗邊緣。在經歷一切之後，這時內心總算隱隱約約，傳出勝利的呼喊。

我在輕症區看完最後一名病人，又帶著那兩個學生回去看臉部粉碎的男子，向札娜布指出哪些線沒有連好，也問艾倫這位病人需要在什麼時候，找哪種外科醫生。

「大約一週後找整形醫生，治療看得出來的破裂處。不然會自行癒合。他需要抗生素嗎？」

不必。我們談了這輪班的情況。札娜布度過一生中最刺激的夜晚。艾倫覺得自己處理外傷更順手了些，但花太久時間決定呼吸道的處理。我們用一句話簡潔交代情況，給交班同事。

我的同事凱西出現了，肩上有白雪，靴子下還有積水。

「抱歉遲到了……路況不好。」

「沒問題。一床送到太平間，二床……」

兩名學生和我在急診門外徘徊，聊最後幾項要學起來的事，還有要追蹤的病人。

「下次見。」

門忽然打開。

即使大雪紛飛，但外頭天色已亮。我讓腳踏車鍊在原地，在街角踏步，等待街車煞車停下。大家湧上車門，之後默默坐著，戴耳機、滑螢幕。我在走道上搖晃，瀏覽著他們的臉、看見年紀、悲傷、疾病。有幾人與我短暫四目相交，之後又陷入自己的沉思，大家都是獨自一人，是一個個移動世界的中心。

在我住家附近滑溜溜的街道上，店家打開鐵捲門，把人行道上的雪花掃淨。一名女子經過我，包包撞到我。

「抱歉！」

我在桌子邊，讓腦袋安頓到身體指向的地方。我的眼睛在淺眠與夢境中游動。我無法閱讀，書寫也太難，但我不想睡。時間已經夠少了。

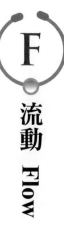

F 流動 Flow

F代表搞砸。

我去了同一個可惡的診間兩次，問同一個病人不同問題，現在又要去問第三次，實在丟臉。感覺得到，今天大家心情煩躁。

「你在開玩笑嗎？」護理師說，怒瞪把四份病歷放在輕症桌上的志工，瞪得他畏畏縮縮。醫院爆滿。現在是感冒高峰期，有個病房完全封閉隔離。住院病人擠滿走道。護理師打電話請病假。

我再抓了三份病歷。

一名護理師從我背後說：「前面兩個聽起來像感冒，而F床的那個，我不知道他為什麼來這裡。他在檢傷處說胸痛，但來到我這邊時又說是腳，現在他睡著了。」

「很好。」

我探進病床C第三次。

「抱歉，我忘了問，你有沒有去任何熱帶國家？」

沒有。

「好，我來看看X光片。」

有X光片可看嗎？或許沒有。我又探進病房。

「等X光照好之後來找我，我再看看。」

這樣好多了。

要做的事太多時，最好是把待辦事項一件件刪除，不要越列越長。

我今天的工作流動得有夠不順。有時候就是這樣。分心、生病、出了錯或有人對你大吼，因此無法把注意力完全拉回原本在做的事。不過，今天整間醫院的流動都卡住了。這兩種情況可能一起發生。一旦你學會如何看病，你的工作就是一次處理五個病人，讓人能在病床與椅子間移動。

急診室是個持續在動的地方。人們會在這空間移動，有時比較順利，有時比較困難，但沒有人會停留在此。

「嘿，珍，可以幫B床的人靜脈注射嗎。他脫水了。先給一公升，之後把他移到椅子上坐。」

「我把他加到列表上，」她沒好氣地說，幫一個老太太手臂上的血壓環充氣。「女士，你可以別動嗎？」

B床的人脫水了。嘔吐、腹瀉。我相信他寧願留在那診間，但今天……噢，糟了。我轉身。「還是把他留在那診間。他可能會傳染。」

她緊盯著那個抖動的指針，而我趕緊轉身離開，以免她殺了我。

丟臉。

流動有各種不同的種類。急診室的流動、醫院的流動，還有在人體血管中的流動。身為醫生，我們所受的訓練是要特別留意最後一種。流經我們體內的液體各有不同名稱，例如血液或脊髓液，那是無視於地球引力的變動海洋，會來回滲漏，之後排出。

人體每天都有兩公升的水流出，會透過呼出的霧氣離開，也會透過皮膚與尿液排出。天氣熱的時候會流失比較多，發燒時更多。腹瀉時，大量病菌在你的胃酸中存活下來，在你腸子內大啖食物，有毒的軍隊使你原本你緊密的連結鬆開，於是水分湧出。如果湧出的速度比你補充的速度還快，你就會乾涸，留下的鹽分會使你死亡。

體內的變化是不停歇的。每個零件都會更換，有些部分會故障，或被分解得更小，打造成新的東西。體內的一切必須動個不停，才能創造出新的。如果血管中沒有足夠的液體產生大而緩慢的搏動，把東西四處推，就會以快速的小搏動取代。這麼一來，我們會心跳加速：八十。九十。一百。一百四十。

那可不妙。

再嚴重一點，如果繼續排出水分，心臟就會乾得無法跳動，導致血壓往下掉，開始休克。這個過程開始失靈。這是最後能見到的跡象。

「我……好……冷。」

聽到這句話，外傷急救室的護理師與急診醫生就知道，有人距離忽然死亡僅有幾步之遙。

這感覺迫在眉睫，即使在記憶中我彷彿也碰觸得到。那種恐懼令人難忘，其他人必須親身感受，才能體會。正因如此，你不能透過電腦教學，或只是捐錢。在試算表上列出死於腹瀉的孩童或死於生產失血過多的產婦人數，並不會不寒而慄。你必須親上火線，與問題搏鬥，同時傾聽哀嚎，才會知道為什麼情況危急。否則就只是個遺憾，無法從中累積出任何長久的成就。

我曾在納米比亞與索馬利亞之間一條乾燥、狂風吹拂的道路上，經過坦克與大砲護衛隊。上百支部隊的士兵遮住眼，抵擋陽光與飛沙。在我後方，五十萬索馬利亞人住在帳篷中，再後方是他們拋下一切，剛穿越的模糊邊界。部隊並未在營區停下。

戰事越漸嚴重之後，邊界兩邊都有人到此地停留，多數人逃到世上最大的難民營——達達阿布。不久，產房的地上躺滿產婦，而餵哺中心滿是行走了幾個星期、口渴舌燥的孩童。途中幾乎沒有什麼水，數以千計的難民突然抵達難民營後，會發現水也多不到哪裡去，絕對不足以洗滌衣服或身體。

數以千計的人離家時，只帶了能帶的東西。為了規畫用水，就需要花時間掘井，或是用卡車載送每人少少十公升的水，供煮食、清潔、洗滌與飲用。十公升聽起來似乎充分，甚至奢侈，直到你發現每個加拿大人一天就使用了三百公升的水。這多出來的兩百九十公升用來把排泄物沖進下水道、灌溉啤酒花來釀啤酒，或是推入焦油層以獲取石油。不久的將來，人類就會為了剩餘的水交戰。衣索比亞築壩攔下了尼羅河水。埃及與蘇丹很焦慮。葉門首都已經乾涸，洛杉磯也是。中國絕大多數的井水都受到污染。這情況來得比我們想像得還快。

如果沒有水，成年人會在五天內死亡，孩子更快。有些家庭缺水太嚴重，因此一到這裡，地上有什麼水他們都喝。雖然用布過濾過，但水依然色深污穢，漂浮著細菌。

在烈日下，哺育中心外鋪著白色塑膠布的白色桌子上，躺著一排脫水的孩子。在一些病到無法吞嚥的孩子細瘦手臂上，護理師設法綁一圈橡膠手套，而幾秒後，負責讓液體流進心臟的塌陷血管，就會膨脹到能把針插入。我總是無法看到那扁扁的血管，找不到黑色皮膚下細如鉛筆筆芯的東西，但護理師鮮少錯過。每當孩子哭泣，母親們總是咯咯地安慰。

靜脈導管及通過導管中心的血與水，讓婦女能在大量失血的生產過程中生存下來，使液體能流到危及生命的乾燥中。以相同長度而言，直徑兩倍的導管能讓流量多十六倍。這是摩擦力的問題，管徑粗的導管有較多流速較快的內層。我的老師總是反覆問，如何治療假想中瀕死的病人？我重複答案的次數相當頻繁，使答案幾乎連成一個單字：「兩條大管徑點滴流速調快。」

我們把鹽水滴入這些孩童體內，有些會活下來，有些會死去。同時有一份研究出現，確認了我們從經驗中學到的事：若水流得太快，有些人反而會讓肺部淹水，喘氣而死。但很難分辨哪些人會發生這情況，哪些人又需要盡快輸液。

F是搞砸。

「醫生？X光照好了。」

「喔對，我來看看。」

醫院會有自己的生存方式，總是不斷改變，甚至成長。動呀動呀動呀，壓力拉著我跑。我聽人說話兩分鐘之後，就有急事冒出來，我的雙腿開始浮躁。我應該在別地方。我打岔。

聽人說話五分鐘就像永恆。半小時？哇，誰知道。為孩子做CPR，那又是另一回事，不會想到還有別的地方要去。

做決定，急診室才能維持流動，而做決定時，必須面對越來越多千變萬化的緊急事件打岔。你很少能把一件事情思考完畢，因為X光師會跑來說：「你的病人無法坐起」，或是廣播告知，你剛才在候診區看見那個流著血、瞪眼怒視的男子已經失控。我已學到，除非打斷你的事情牽涉到本書最前面三個字母的突然崩潰，否則最好先完成你手邊打算完成的事，讓打岔的人等，等到你把你的事做完。要注意新的焦點需要花力氣，但要把注意力拉回原來的焦點，得費更大的勁。你希望自己的流動不受摩擦阻礙。

「好的，女士，我來看看。」

病人不會像書上那樣照順序進來，而是整批湧入。如果一個人可以等幾小時，就讓她依序排隊，但如果不能等，那就不必排了。你只有一連串在變動的優先順序。

你得掌控情況。曾有個小男孩咀嚼電線後被送來醫院。他大哭大叫，每個人的視線馬上朝向他。有孩子的護理師急忙安慰他與慌亂的母親。清潔工站在原地，張大嘴巴，忘了藍色塑膠推車。就連發給這孩子醫院手環的掛號員工也跟到布簾外等待，聽得入迷。我也想知道後續如何，但是我聽到哭喊時，正在傷者床邊，他撞上人行道緣石，腹部又撞到車把後倒地。他說好冷，即使他裹著毯子，怎麼還這麼冷。在牆的另一邊，救護車送來一名呼吸困難的女子。我看見一名實習護理師二十分鐘前進入布簾後，準備靜脈注射，卻還沒看她出來。她的督導就在尖叫的孩子旁邊。情況就是這麼火熱，層層猶豫與待辦事項持續摩擦。

久了之後，我們學會從中找出一條路。

多留意，留意每一件小事。這是最重要的技巧。現在不是做夢的時候。

這孩子在哀號，因此不是問題「A」，至少呼吸道還沒出問題，況且周圍有這麼多人手幫忙。但無庸置疑的是，這在發冷的年輕人已經在鬼門關前。我不知道他到底還有幾秒鐘或幾分鐘，只得做最壞的打算。好醫生都是這樣。正因如此，總有人會說，當初醫生判斷她母親只剩兩個月可活，事實上又多活了好幾年。這並非因為他們的母親遇到傻子，而是因為最壞的結果做準備，即使結果不是這樣，仍是較明智的作法。

這男子缺血。他在得到血之前需要鹽水，越快越好，兩條大管徑點滴，流速調快。

我要速遞員快跑，從最近的地方（無論是哪裡）拿血過來。我還在他背後喊道，打電話找外科醫生。

若有充分資訊作決定，就不要拖，一定要以行動來遵守這決定。不然，猶豫與缺乏行動會讓混亂加倍。決定能帶來秩序。這就是這個字母的重點。

在前去查看哭泣孩童的途中，我瞥見因心臟衰竭而喘氣的女士。她已高齡八十，失靈的心臟越來越落後，趕不上她。她很疲憊，倒數著最後的幾口氣。靜脈注射終於完成，謝天謝地。幾分鐘後，我拍拍在孩子床腳邊的一名護理師，請他去準備我需要的藥物，幫老太太插管。

男孩把嘴角的紗布推開，仍哭喊得滿臉通紅。有人把電話交給我。外科醫生在手術室待命。速遞員踢起傷者床鋪的煞車，把這名男子推向電梯，兩組點滴的血液快速流動。

男孩的嘴唇是在淌血，並非湧出。我請男孩母親用按壓，說會幫他檢驗血紅素。接著回到喘氣婦人的房間。新的病人又來了，病歷堆積如山。

時間失去了意義。急診室並非一向有這麼多病人同時湧進，或是可以這麼明確做決定。但這情況發生的時候，時間就會飛逝。沒有此時此刻或之後，只有不斷延伸的一刻。其他人來交班時，你不敢相信值班時間已經結束。

年輕人離開了手術室，破裂的脾臟放在透明塑膠袋冷卻。心臟衰竭的婦人靠著呼吸器休息。拿掉呼吸的工作之後，心臟跳得比較輕鬆。小男孩平靜了，正在翻閱滿是貼紙的書。血靠著按壓止住了，他得留院，等到血栓更強。

現代心理學提過這種流動，古代也曾提過。現代心理學指出，「心流」是在完全投入一項任務時產生的——沒有動作者，只有動作。畫圖、永無止境編寫句子，或不斷跳投，直到鈴聲傳來。能力符合目標。

道家稱之為「無為」，也就是自然、不費力地順著移動之物而動。抵抗會流失力氣，而力氣最為珍貴，因此，如果你盡量擺脫牽絆，就能處在被需要的地方，一再位於其中，如水流下山坡。行動與決定之間的差異消失，就是真正的流動，能毫不費力地動。我們是水，至少大部分是水，因此要像水一樣動。

最後，沒有任何辦法能夠節省時間，只有善用時間的辦法。雖然每一秒很珍貴，但如果思覺失調者對你安排的後續治療時間含糊點頭，這時啥都別管，打電話給他媽媽就對了，如果他媽媽不在，就打電話給庇護中心。不然別人就會打電話給你。在有人把電話交給你之前的三十秒，你又看了一眼那男孩，他躺在媽媽大腿上輕柔呼吸。

「X光很乾淨，應該是病毒。你咳嗽的情況應該會好轉，而不是變嚴重，好嗎？如果變嚴重了，我們這裡不打烊的，你就回來，我們再幫你檢查。」

移除最後一層，想要找回方向，最好的辦法就是花時間幫助別人。即使你其他的流動很糟，又晚了兩個小時下班，仍可以開心入睡。

我把鑰匙扔到廚房流理台。

哇，爛透的一天。

我從冰箱裡拿一罐啤酒，關掉手機，躺在沙發上。車流的喧囂漸漸分離出不同的聲音，警笛聲蓋過街上的喧鬧，然後消失。牆壁喀啦響，然後安定。走廊有笑聲。沒有任何東西靜止，一刻也沒有。我昏昏欲睡。

忽然想到一件事。

那傢伙，嘔吐的傢伙。可惡。

我打開手機。

「對，我是馬斯卡利克。我可以跟山姆講話嗎？嘿，老兄……喔你找到他了。抱歉。我不知道自己怎麼回事。對，腸胃型感冒。如果他可以喝水，他就可以離開了。好。謝了，老兄。希望能慢下來。祝你值班順利。」

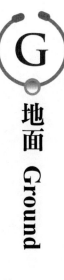

G 地面 Ground

過去幾年，我減少值班時間，才能在衣索比亞多待久一點。我目前一個月值班十次，以免醫術生疏。要是再少一點，手指恐怕就不靈光了。

我剛畢業時，值班時間是兩倍。那時當急診醫生比後來單純多了。我的工作流動很順，雙手穩定，病人的容貌就和日期或時間一樣，不再特別。一直到下了班，才會開始疼痛。如果眼前總有情況比你糟的人，你就容易忽略自己的煩惱。我的戀愛告吹，朋友遠離，青春容貌也跟著消失。我覺得無所謂。

但其實我並不好。我飽嘗疲憊的苦果，於是放慢一分鐘，張望四下，納悶大家在哪裡。

在急診室工作的人若聚在一起，聊的無非是如何幫嬰兒施予心肺復甦、把針插入假人塑膠頸部，或是為地下鐵發生毒氣攻擊時演習。我們不會演練喜悅，或是在種種病痛前維持健全。

醫生、護理師自己會好起來。

也可能不會。在急診室工作的人，身體比其他類型的醫生要耗損得快。我不確定是因為值班的因素，或是長期下來，不斷目睹人們最糟的日子。

我想，我們多數人會說，影響我們最深的並非病得最重的那些人，與他們接觸的時間會覺得自己最有用。說起來駭人，我們會希望下一個人狀況很糟，但在多倫多，我們很少碰到真正命在旦夕的病人，即使在外傷急救室，身體系統需要依照字母順序照護的病人也不多；

多數急診室的工作者都在輕症區。急診室一天二十四小時運作，加上免費服務，因此許多人早早就來，不會很晚出現。有些人身體根本完全沒有問題，只是急診室有許多方法能幫人保持健康，或是預防病況過度惡化。我可能好幾個星期沒幫任何人插管。不過一些細微的感受可能引發內心擔憂，再加上注意到之後，那感覺就會被放大。他們缺乏醫學背景，乾脆來排隊，圖個安心。生病的人和擔心的人混在一起，我們忙了一整晚，把這兩種人分開。

不過，這裡不缺飽受折騰的靈魂。他們在這個地方徘徊不去。

有些人在戶外，躺在人行道格柵版上睡覺，裹著毛毯等待。有個人呈現大字形，穿著他的家當，臉壓在金屬隔柵，在爛醉中沉沉睡去。每分鐘都有地鐵從隔柵下方通過，掀起的暖風讓他的上衣如旗幟般飄揚。

女商人在辦公大樓的旋轉門進進出出，她們過了街，眼睛在電話與街車凹痕之間舞動，假裝沒注意到地上的人。從伊頓中心（Eaton Centre）走出的購物者手臂上掛著購物袋，朝著路邊招計程車，閃躲疾駛的汽車。

對街有人注意到這個人體。他瞥了一眼，又瞥醫院一眼，推測在城市裡沒有比這裡更好的街道隔柵，於是繼續前進。有些人跨過他身體，彷彿他只是市中心的城市家具。

我急診室周圍的幾個街區，就設有十幾個庇護所，收容受暴婦女與街友。有些醫療診所可供原住民、同性戀與難民使用，也有戒毒中心，還有可供逃家孩童使用的床位。我上班途中會經過他們身邊，看見他們在身上穿洞、染髮、吸菸。有時候我會在急診室看見他們，他們會怯生生掀開繃帶，露出在手臂劃出的疤痕。

席頓之家（Seaton House）就是這條街上的男子庇護所，收容超過五百名街友。這裡設有醫務室供老人與病人使用，還有很特別的一層樓，每小時都有白蘭地給最膽小的酒鬼喝，以免他們死在隔柵上。有病人告訴我，樓層都有幫派巡邏，如果你帶著包包，他們會把你的手臂架到背後，然後翻找你的包包，把裡面的藥丸與錢搜刮一空。

「他們稱那邊是『撒旦之家』（Satan House）。」

他剛來多倫多，對大城市很陌生。他坐在病床上，包包空無一物，雙眼瞪得斗大。

「我不能回去那邊。那邊都是毒品、蝨子、打架。我可以留在這裡嗎？一晚就好？」

抱歉，先生。這是其他收容所的名單、聯絡電話、三明治、你弄丟的藥物處方簽、還有可以幫你拿藥的社工電話、公車代幣、包紮腳的繃帶。很抱歉，這裡不是旅館。

他在被子下緊抓背包，搖著頭，拚命抵抗。保全人員把他抬下床，左右兩名保全架著他的手臂到走廊，送出大門，進入黑夜。

我們會分送乾淨的針頭、只使用一次的維生素C，讓他們可以用維生素C的酸溶解快克或黑色焦油海洛因，而不是一起使用檸檬汁，弄得血管傷痕累累。有人來到這裡只是想要三明治或使用電話，有人是想要椅子坐。

我的同事傑夫曾推著輪椅，把一名男子推進暴風雪中。這男子假裝自己無法行走，但傑夫一轉身，他就起身抓下牆上的手部清潔器，喝裡頭的東西。他已這樣幹了好幾個小時，才有人發現。傑夫把這名男子推出去之後，就氣呼呼坐到輕症區診療桌邊，填寫這男子的病歷，卻又停下來，把筆重重一摔，火冒三丈，刷手服上的雪花都融了。他又把那名男子推進來。我們的信賴崩潰、崩潰、再崩潰、繼續崩潰，但底下卻是更深層的關懷。

幾年前，我曾聽到廣播——「馬斯卡利克醫生，請到檢傷分類處」——於是我走出去，以為要協助判斷該把擔架床推到哪裡，卻發現一名法警用宣誓書碰我。捲起的文件掉到地上。

「抱歉，」掛號處職員一臉窘樣說道，「我以為他是你朋友。」

我撿起捲起的紙張，是訴狀。上面列出許多醫生的名字。我不記得原告的名字。

我找出他的病歷，卻看不出頭緒。我在兩年前的一個晚上見到他。那一夜忙翻了，每幾分鐘就得從輕症區跑到重症區。我模糊記得他的背影，卻不記得他的容貌。

病歷大略空白，主訴是「身側痛」，於是我草草寫下幾項理學檢查結果。在邊緣則有護理師寫下的註記：「口頭醫囑，馬斯卡利克，靜脈注射嗎啡五毫克。」你總會不停接到擔憂的護理師打來這種電話，要你幫在擔架床上痛得打滾的人開止痛藥。我會在問幾個問題後說，好、好，五毫克。

幾年過去了，我碰過上百個背，為許多疼痛的人看診。這人沒事，沒有什麼不好的結果。他做了電腦斷層掃描、核磁共振，結果都是陰性。他對我的指控是，我造成他鴉片製劑上癮。每個他碰到的醫生都被列出。

這案件拖了好幾年。律師總是告訴我，這件事不會進一步發展，偏偏歹戲拖棚。每隔幾個月，就會有一封信出現，直到這男人的資助者沒錢了，才不了了之。

我有些同事可沒這麼好運。有時候某個人背痛，情況聽起來和先前幾百個背痛的人一樣，但病患其實有出血或感染，後來癱瘓。我曾收到憤怒的家庭醫生的信件，說我是庸醫，沒幫他送來急診室的年輕女子照腿部X光。她沒跌倒，也沒受傷。我檢查過她的腿，沒有腫起，不可能骨折。沒有瘀青，脈搏正常。我怎麼都看不出有緊急狀況。妳這樣會痛嗎？我就搬出醫生最愛給的建議：別這樣做，休息看看會不會好。結果沒好，因骨頭裡有腫瘤。

有個酒醉的男子肩膀痛，在走廊上睡覺。這次我幫他做了X光。陰性。疼痛仍持續，於是我幫他做頸部電腦斷層掃描，發現有骨折，神經壓迫導致疼痛。他沒有說頸部疼痛，也不記得有跌倒。但我到很後來才摸索他的頸部，應該早點檢查他頸部的。我甚至沒幫他戴上頸圈就送他去掃描。放射科醫生打電話給在輕症區的我，大吼道：「你搞什麼？讓他獨自一人上來？」

我畢業後第一次輪班時，有個嚴重氣喘的藥學系學生來了。通常慢性病患都知道自己需要什麼。他說腎上腺素、肌肉注射，要求藥效最強的藥。我找了護理師，跟她說我要什麼，就離開去寫病歷。但我回頭卻發現護理師臉上血色盡失，眼睜睜看著他倒在床上。我嚷道，妳怎麼給腎上腺素？我手指已放在他脖子上。她說靜脈注射，知道自己鑄下大錯，因為腎上腺素不能直接打進活人的血裡，否則對搏動的心臟而言太強，無法承受。

搞什麼鬼！我說完就將手指合攏，準備朝他心臟敲下。

他活過來了。我告訴他方才的情況，之後也報告我的主管與護理長。病人諒解，他或許比世上任何人都包容。他說，至少我的氣喘好了，皺著眉頭試著坐起身。

諸如此類的狀況不勝枚舉。我再怎麼謹慎仍不免犯錯。下一個錯誤已經在虎視眈眈。

在訓練過程中，我們學過各個字母順序的所有狀況。如何看出有人受傷、在不疑處有疑、從錯誤中學習。這麼一來，很難放下擔憂。

「不管怎樣，你給我去看那個病人，」我對一個不願意去幫女愛滋病患看診的住院醫生說道。這病患不斷嘔吐，根本無法吃藥，也無處可去。「因為這就是你該死的工作，就是這樣。」我氣得發抖。

「你這個笨猶太賤女人！」一名病人對我的同事大嚷。

「快幫忙快幫忙快幫忙！」一名保全嚷道，他們看著的人正脫衣服，抽出一把刀。

「我有C型肝炎，誰敢過來，我就朝他眼中吐口水！」另一個滿臉擦傷與瘀傷的男子嚷道，五名警察壓制他。他因為謀殺而被判二十年徒刑，前一天才出獄，一放出來又把另一個人打到快死。「過來，」他說，看著我後面的護理師，「看你敢不敢？」

我要告你。我要砍你。我會帶槍回來，把你們通通幹掉。你這狗屎醫生。你這個醜八怪護理師。你是白痴。呸！我要尋求第二意見。我要自殺。

瀕死之人、已死之人。病人、躺著的人、造假、操作、中毒、遭強暴、死亡、尖叫、哭泣、痛苦打滾、絕望、害怕、疑惑、孤單。

大家說，哇，壓力一定很大。

我們回答，習慣就好。

一樓、鬧區、磨損。受苦是會傳染的，無論你做什麼工作，苦難都會持續回來。

你的世界觀會歪斜。若不設法恢復平衡，急診室就會成為你的新常態。就像你家，你會在這裡尋找你需要的東西。你的同事就和一般人沒兩樣，他們會開玩笑，即使一旁躺了個剛死於槍傷的人。

有同事的女兒說，爸爸，你就只會工作、睡覺和喝酒。一名護理師連續值班五天後跟我說，她帶了一瓶酒上床，然後哭泣。

要在急診室待個十年並不容易，有些人連兩年都辦不到，護理師更是辛苦。他們花更多時間在病床邊，周圍沒有人查看，也沒有防護。他們一再看著詢問：「我能不能撐過這關？」的病人幾個小時後死去。曾有人這樣問過我，但我說完「我們會盡力而為」就離去。

留下來的人變了，因為這裡的輪班、咒罵、痛苦大叫、陌生人傾瀉的焦慮、悲傷與憤怒。失之毫釐，就可能出人命。吸毒的人會在你面前說謊，好溜到街上嗑藥，於是你對那些真正痛苦的人也起疑心。在這地方徘徊的毒蟲與酒鬼既迷惘又行將就木，你幫不上忙，也沒人想幫。有保全鼻樑斷了一個星期。有護理師的頭髮被扯下一綹。她等頭皮止血後，就不再輪班。之後我再也沒見過她。

我們在生病時工作，戴上口罩，以免傳染。我摔斷手臂，卻沒有一天請假。我們有不求助的默契。生病變得虛弱，而虛弱又演變成病。

我很少跟我治療的人有連絡。我治療得最好的人會在加護病房醒來，被鎮定劑弄得昏沉沉，根本不確定發生了什麼事，或是該感謝誰。我們接生的死嬰比活產的多。沒有人大喊：「恭喜！是闌尾炎！」

我們不與病人建立關係，主張這樣比較好。我們明目張膽、毫不感傷地單槍直入，潛入一個人最深的恐懼，問他們關於性、毒品、誰傷了他們，他們為什麼傷害自己。我們直視他們的眼睛，看他們哭泣，把針插入他們血管，直到水分讓他們變回飽滿；輕擦她們子宮頸的血，永遠比求診者更私密地瞭解他們的身體。交班後，我們回到家，設法過自己的生活。

我曾穿著第一套西裝，拉拉袖口，桌子對面的醫生將決定是否讓我加入他們的急診訓練計畫。我說，急診室的挑戰讓我精神抖擻。我不在乎奇怪的工作時間，且我的生活習慣健康，有本錢能在辛苦的晚上工作。他們點點頭，很滿意。我走出來，行經五六名緊張的年輕男女面前，他們個個回答得和我一樣。

然而我們都耗損了。我們會說，無論到哪裡，都忘不了這裡的節奏，以及肢體支離破碎的畫面。明知應該離開，卻不容易做到。身在一個四周的人都了解你在做什麼的地方，不必多做什麼解釋，那感覺很好。

有些人熬了過來，有人喝酒，有人抽菸。留下的人當中，最厲害的還笑得出來，即使是黑色幽默——特別喜歡黑色笑話。少了荒謬，必然只剩悲愴。

一名二十歲的女性從二十級樓梯上摔下，一隻眼腫得睜不開，無法回答自己的名字，也不睜開另一隻眼。她一再推開護理師伸出的援手，設法爬下床。我幫她注射鎮靜劑，讓她安靜下來，為她腦部進行電腦斷層掃描。結果顯示有淤血，不該有血的灰質出現了血，顱內積了一小片血，不斷把她的大腦越壓越緊。我打電話給德國籍的神經外科醫生，說明眼前情況。

「她需要動手術，」我在電話中說道。

「她……漂亮嗎？」他以濃重的口音說道，一邊咀嚼吞嚥。

「不知道……應該吧！」

「那窩們要全力強救。」他說著，掛上電話。

幾小時後，護理師和我在輪流做CPR時回想起這段對話，我們笑了。但下方有個老婦心臟停止，我們只得趕緊住嘴，回到眼前的工作，卻忍不住露出淡淡的微笑。

你可以看得出哪些人會退出。若無法面對悲傷或一笑置之，就會讓酸溜溜的心態掌控。更糟糕的是憤怒。我們會咒罵其他樓層的護理師動作太慢。我們會批評其他同事的決定與流動，在他們運氣不好時也不放過，忘了他們和我們一樣，都只是想撐過被苦難包圍的一個輪班、一個星期、一個月或一生。

最後，我們會咒罵病人。這是最後的跡象。他們碰觸了許多人，卻沒被任何人感動；他們像再也見不到陽光的花朵般合攏。那就像每個人都來把你整個人掏空。

志工把一名常來求診的患者病歷放到桌上，於是一名護理師低聲咕噥道，可別又是她，彷彿無視於急診室的目的，也忘了這情況一天總會發生二十次。

一般人認為，我們若想撐下去，就得見怪不怪，建立起某種情感屏障。其實不是這樣。你可以裝出冷漠的假象，甚至告訴自己，情緒都在自己掌控之中，然而辛苦不會消失。你關閉的，是轉圜的餘地。

要做的事情太多，病人總是看不完。若沒有人告訴你，憤怒或恐懼出現時好好處理多麼重要，你就會拖延。氣惱從四面八方融入你的生活，源頭根本模糊不清。你可能落後，拋棄了整個工作。之後，在那命中註定的一天，當你有機會幫你不認識的人做正確的事情或給個方便，你卻告訴自己：「管他的。」

終點到了，是離職的時候了。

這樣的人為數不少。我會在幾個月後，在曾經每天見面的走廊上看到他們。我會問，想念我們嗎？他們說，是啊、想啊，有些人甚至有些懊惱。但我做不下去了，這工作對我有害。

他們的意思是，他們不僅把憂心帶回家，連麻木感也是。漸漸地，彷彿只有傻子才會喜悅，因為未來會怎樣固然難說，但可確知的是，總有一天，我們的身體被原本要射向別人的子彈貫穿，或被二樓的狗玩具絆倒而摔下來；也可能會咳嗽，吐出一匙血。而我們屆時會馬上明白，這是什麼意思。

就是這裡。

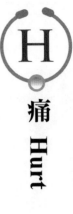

H 痛 Hurt

嗚笛聲穿透玻璃。

我的時鐘顛倒了。今天早上四點回家，睡了幾個小時便早早起床，要把簽證拿去大使館；離家前的幾個月總有許多事情要處理。取消會員資格、幫朋友馬克打一副鑰匙、寫完醫院病歷、舉行派對。

這是我選擇急診夜班的原因。我白天的時間完全自由：不必為病人看診，不會有人因我離開而失望。我不需要祕書、辦公椅，只要有地方掛外套就行。一旦把沒完成的工作交給同事，我就可以放下工作，走入雪中。

說是這麼說。不過，內心感受無法那麼理智，切割得一乾二淨。

最後一次在輕症區輪班——也就是我急著想回家，忘了有人在嘔吐，讓他獨自在病床上噁心反胃的那一次——我把病歷疊起時，一名婦女來到櫃台。她等得不耐煩了，兒子畏縮在她背後。她氣呼呼地問：「你還要我們等多久？我兒子的教練說他可能有腦震盪，應該馬上看醫生。現在都凌晨一點了！」

今天真不湊巧啊，女士。

我、職員、護理師馬上反擊。

「太太，麻煩瞧瞧四周吧……今天有兩百五十個病人……先來先看……有些人病情嚴重……你可以離開……可能還要等兩小時……」

「好啊，那我們就去別間醫院！」

「雖然不建議這樣做，但這裡不是監獄，你們當然可以離開。在這裡簽個名，就看妳決定如何……」

她「未依照醫生建議」離開，雖然明明是我們建議的。這時她兒子躲在角落，像隻烏龜似地頭縮進軍裝外套裡。我們看得出來他沒事。在他們走了之後，我們有幾個人搖頭，好像在說「有些人就是……」，但自知並非如此。

如何不幫助別人，又傷害自己？這是世界上最簡單的事情。別看他們就行了。別理會他們的傷痛，因為你只想到自己。

妳一定很擔心，看得出來妳很疼他。他會沒事的，我們會盡快幫他看診，前面只剩下幾個人了。抱歉讓妳等那麼久，我們也很苦惱。

就這麼簡單。光是寫這些字就覺得放鬆。要是有人有足夠的智慧這樣說，便能讓我們想起來到急診室的初衷。

只是沒有人這樣做。急診室的錯誤不光是弄錯藥、給錯人，而是讓你的行為妨礙到助人。

我們被侷限在身體的局部範圍，例如平板螢幕上的腳踝、或是不停說著無稽之言的恐慌心靈。我們把人分成越來越小的部分，甚至只剩下一股DNA上零星的尿酸，然而有個完整的人類在那裡對你眨眼，告訴你問題比鐮刀型血球大，她已一個星期請假沒去上學，痛得無法專心，影響到了學業成績。即使醫療有再多進步，完整的人仍是這項工作的基本單位，但是看得出這一點、並擅長處理的專家卻越來越少。

我們會說，這是醫生證明，之後記得找血液分析師追蹤。說得好像醫生能幫忙改善病患的成績似的。

在醫學院，沒人教我們照顧自己和照顧別人一樣重要。但如果不好好照顧自己，我們就蔑視了當初想實現的理想。我們有含糊的措辭，例如過個健康的週末，但從未有人要求我們在許多重要的層面上保持健康，原因不光是這樣才能健健康康站在病人旁，更是因為這樣一來，我們才會知道通往真正健康的方向。

我想我的老師並非刻意保密，而是他們自己也不知道。有人透過恩典與錯誤，瞭解了這私房處方，有些人則是完全放棄，成為住在醫院的醫生、把家裡當旅館的丈夫，賺夠多錢，讓一棟醫療大樓以他們命名，直到更有錢的人出現，撬下有他們名字的匾牌。

到了住院醫生的階段，我們應已學到所有重要的事，但這時已經來不及在乎什麼了。這個階段的時間非常緊湊，我們在輪班之間匆匆忙忙，呼叫器鮮少安靜。朋友們質疑，連續工作這麼多小時的道理何在，但我卻一向清清楚楚。我們獲得機會，一再迷失於工作，就和血小板一樣隨時就緒。治療是這個地方的重點，但我們並不是治療的對象。

我認同這個想法。這是我等待的鼓勵。我能怎樣迷失？一直迷失，直到回不來？整個令人絕望的世界都能讓我們沉淪，我的苦難只不過像消失在海洋中的一道波浪。

我找到無國界醫生（Médecins Sans Frontières），認為這會是挑戰，若能面對這挑戰，或許能找到安撫我的東西。新知識、新榮譽。這組織能協助弭平我所見的不公不義。它的宗旨是拯救世界，這麼一來，我也能拯救自己。

我沒有概念。我自以為已做好準備，有足夠的意志力，經得起任何考驗。我會吃苦當吃補，培養出超強能力，就像我在過去處理過的痛苦。當然，我沒有。我只是安排不必面對痛苦的生活。

我踏上飛機時，曾和摯友聊過。老兄，你為什麼要去那邊？

因為我想看看一切都被拿走之後，自己會變成誰。

我果然嚐到了那滋味。

痛。

無法躲在暴力之後，也不能躲在病痛、或我的病人之後。

這不光是因為比我原先想像的還要困難（確實如此），而是我並非自己想像的自己。我擁有來到這裡所需要的條件，有熱忱、有能力，只是沒有能好好解決問題的東西。想知道我如何明白的嗎？我在那邊，喜歡上一個名叫阿燕·朱克·玲的小女孩，但我把她留在那裡。我卻連哭都沒哭，只是築起另一道牆。我可憐的心哪，我日日都在欺騙我的心。

我現在會為她流淚。或許，我終於開始學習了。我寄了電郵給艾卜耶（Abyei）地區的朋友，但幾年下來，離開的人越來越多。有幾次，似乎快要找到了。最後一次消息是，她可能在南蘇丹的通治（Tonj），但之後又失去了線索。

我讀了婦女與女童遭到強姦殺害的報導，還有些人在船的貨櫃中窒息。戰況已比我當年在那裡時還嚴重。或許嘗試並沒有用，但我害怕根本不嘗試的結果。

紅十字會說，他們愛莫能助。我看著衣索比亞難民營中，失去家人的南蘇丹孩童照片。戰爭踐踏他們的臉龐。有張照片，我看了一遍又遍。我確定那不是阿燕，雖然兩人年紀相仿。但我看這張照片的原因，是她歷經了這一切之後，臉上還能掛著微笑。

我從悲慘的大地回來，回到急診室賺錢，然後才能繼續為那裡奔走。我答應寫一本關於蘇丹的書，奔走的計畫才暫時停了下來。在出書前的幾個月，有朋友問，若出現短暫的明亮聚光燈令我分心，這時怎麼記得自己出發的初衷？我沒有思考過這個問題，但她是個聰明人。她曾問，我是不是找到了戀愛對象，而我說，我尚未準備好讓其他人把幸福交給我。她回答：「詹姆斯，有些人不養狗，是因為害怕看著狗死去。那些人的生命真狹隘。」

我不想放棄這一行，只是得到不同的地方從事，一個不會讓我這麼不舒服的地方。我需要更接近大地，遂以自己所能想到最直接的方式來做：坐在地上。我多年前一次冥想時，開始數自己的呼吸，想起自己記得的事。我在呼吸時，老師出現了，教我整理自己的經驗。我加入了他的行列，過了幾週沉默的日子。他說，要記得自己是什麼。

我又參加了無國界醫生行動，這次來到肯亞，到了先前講過的難民營。在我得知要住在那邊之前，從沒聽過這不斷擴張的難民營，雖然那堪稱世上成長得最快的城市。

每天早上，我會在呼拜聲與輕敲隔鄰房門的聲音中醒來。我的穆斯林朋友會以索馬利亞語說：「兄弟，祈禱時間到了。」他們匆匆前往清真寺時，我會在蚊帳裡翻身，掃掉地上的沙子，然後坐起來，說出我那天的禱文。

卡車會來接我們，我們會速速經過許多地方，前往哺育中心，我在這裡學會哀悼。之後，卡車又送我們回到有鐵門包圍的住所，我在這裡學到盡量尋找樂趣。我在五個月之後離開，前往衣索比亞，並得到完善、幸福且沒有疾病的記憶，只遺憾還有偉大的工作尚未完成。我了解到，我對所有受傷的人能許下最好的承諾，就是不再增加傷害。

越來越多老師出現，例如在森林中初次相遇的人。我問，他想不想和喝點咖啡，他停頓了一下才說：「好，但我通常不攝取醉人之物。這，」他指著周圍的荒野，「通常就夠了。」有個女子教我意志與意志力之間的差異；後者會因為催促而疲乏，但前者則是從內心深處產生，不需嘗試，卻成為我的推力。「既然你要了解自己，」她說，「就必須學著去愛你發現的東西。」

有個比我資深許多的醫生已經不再行醫，他提醒我，疼痛的存在，並非要我們去征服，而是讓我知道需要去療癒什麼。

到處都有老師。我有個同事從不道人長短，總是露出笑容，我不用解釋理由，就願意與我換班。另一名同事會追蹤病人，甚至隔天還打電話給他們。雅克里路有兩個女兒，但他每天開兩小時的車到黑獅醫院，進行沒有任何金錢報酬的計畫——那計畫非常漫長，甚至會比他活著的時間更長久。一名戴著紅色圍巾的婦女，精疲力盡，憂心忡忡，後方的兒子躲在軍裝大衣裡。我祖父安安靜靜，有耐性。

那些歲月、那漫漫長路，在不同地方尋找自我；但在那些當下，至關重要的問題卻是該「如何尋找」。

你可以把某個人從床上拖下來，把他有蝨的背包扔進塑膠袋，再把那人扔到大雪中，然後稱這種行為是「愛」嗎？

可以。這是實務。

一名老婦人在過馬路時被車撞，之後她要被送進電腦斷層掃描機裡。我幫她取下耳垂上的耳環，這樣X光才不會因為碰撞金屬而亂射。我把耳環放進乾淨的塑膠袋。我才看頭幾張掃描出來的傷口影像，就知道耳環不會再戴回去了。

我搭電梯下樓時，對同事說：「幫人最後一次拿下耳環，那感覺不奇怪嗎？」

「老兄，我根本連想都不想。」

你以後就會了。

一名西藏男孩身上長疹子發疼。我依循在達達阿布學到的作法，假裝他父親並不在場。我坐下來，與他平視，向他自我介紹。我與他保持舒服的距離，直視他的眼睛，對他微笑。我們聊了他的上衣、天氣、最近在學校發生的事，之後才談到疹子。我輕輕掀起他的上衣。原來是水痘抓破了，導致細菌感染發痛。我向他保證，塗抹抗生素乳膏就能很快治好。我離開診間，來到桌子邊，開始寫處方簽，這時他父親來到我身邊說：「有一種治療根本不必碰觸病人，就能發生。你便是這樣治療我兒子。他的疼痛已經好了，謝謝。」

我熱淚盈眶。我懂了，覺得恢復活力。醫學也幫助了我。

前幾天遭到攻擊、臉被打爛的那名男子正躺在加護病房。我今天去看了他，他尚未完全醒來。他的眼睛被膠帶貼著，雙手包著紗布，綁在床上，因為每當鎮靜劑的藥效減退之後，他就會抓附近的東西、拉掉靜脈注射的線，更嚴重的是讓他保持呼吸道暢通的氣管插管。他母親就坐在一旁打毛線，默默等待。我自我介紹，我們肅穆握手。

我可以坐你旁邊嗎？

可以。

過了一分鐘之後，她開口說話。兒子在市中心身兼兩份工作。他有個五歲女兒，疼她疼得不得了。女兒和母親同住。為了幫助她，他做兩份工。

我繼續聽久一點，之後起身。

他在這裡會得到很好的照顧。

她點點頭。

再度握手之後，我才離開。

I 印象 Images

我經過救護車斜坡的彈簧門，來到檢傷分類處窗口的附近。保全起身，我脫下帽子，他認出我之後又坐了下來。

「你像精神病患，」他揶揄道。

「再過個幾年就會是了吧。」

「哈哈，我也是。」他說著就放鬆了些，腳擱到桌上，眼睛掃視螢幕。

我拿起寫著我名字的厚厚文件夾，裡頭堆著寫了一半的病歷。忙碌時，我可能只寫幾個字，能提醒我某條手臂或某人頭痛的情況就好。大家都是這樣節省時間的。

「嗨，馬斯卡利克醫生，」一名職員說完就別過頭，審視一個男子的醫療卡。

「嗨，珍奈兒，」我說，輕輕關上背後的門。

在這幾道沉重的金屬大門阻隔下，我沒看見她在做什麼。我錯過一個手上拿著妻子醫療卡的男子滿臉的憂心，他伸長脖子，設法一窺裹著被子的妻子；向候診病人兜售藥物的人；還有人陷入愛河。我的圈子很小。

我經過重症區的桌子。娜塔莉靠在桌邊，手上拿著病歷。

「什麼風把你吹來啊，那個叫什麼名字的醫生。你是來工作，還只是逛一下？」

「來監督的。上次科會議妳沒來吧，我們決議無論妳在哪裡，旁邊都要有另一個醫生才行。」

「其實我有參加那個會議，因為輪我巡房，而我明明記得你不在。」

「我姑媽又死了。」

「現在是第幾次了？」

「第十一次。」

「十一次，很多呢！」

「但也沒比較輕鬆一點。」

「真好笑。」

「不，病歷。幾天後要去阿迪斯阿貝巴。」

「你不是才剛回來嗎？」

「似乎是。幾個人明天要去喝一杯，你要上班嗎？」

「是啊，在中度病症區有熱情的約會。」

「那下班之後過來，如果你想的話。」

「你知道，我總是走不開。但我盡量。」

「好吧，如果妳得和我說明什麼，我就在附近。」

「我好幸運。」

我把桌上半滿的杯子與處方複寫紙清掉一些，挪出一區來放文件夾。文件夾厚厚的，裡面是人們的主訴以及構成他們的數字。單一的印象、一個人與人生的快照。我翻開第一頁，是我潦草難辨的字跡。

三十六歲男性。戒毒需求，皮帶。候診區。白色警戒（Code white）。

上個月，廣播響起珍奈兒的聲音，冷靜得幾乎無趣。「白色警戒，候診區。白色警戒，候診區。」

白色警戒代表要為有暴力傾向的人看診。求診者就交給離他最近的醫生照料，讓醫生評估這人是否夠健康，可以推出醫院，從救護車坡道離開，回到街道上，告訴他冷靜之後再回來。

我按下金屬按鈕，中度區的大門豁然敞開，候診區映入眼簾。在掛號桌上，珍奈兒雙手抱胸站著，一臉好奇，朝向一排排的座椅看。

一名等待醫療戒毒的人在挑釁。候診室的其他人紛紛走避，有些人站著，緊張瞥向那人的座位。他個子矮，脖子上有刺青，不停上下抖腳。我和保全同時抵達，我們到他身邊時，他起身，平靜地脫掉上衣，解開有沉重金屬扣環的皮帶，開始在面前甩圈，像牛仔在使用套索。

「來吧，」他說，缺了門牙的他露出粉紅色的舌頭。

四個穿黑色加墊背心的警衛看著我。

「老兄，該出去了。」

他們緩緩包圍他。

我寫下更多資訊。**警戒、沒有明顯傷勢。警衛護送出去。**

好像他們要去舞會似地。

四十七歲男性。黃疸。腹水。肝衰竭。演員。

這名俊美的男子全身發黃，肝臟出了問題，積水使他肚子鼓脹如懷孕，鼻孔裡塞著紗布，堵住肝臟無法止住的血。

「嘿，醫生，幫我抽掉幾公升吧？」

我讓醫學生看看如何用空針刺穿他的皮膚，連接到一條管子。黃色的水通過管壁，沒有蛋白質對抗，就這樣流入地上的罐子。我們從他腹部抽出五公升的水。

「我又可以動了！」他說，以手肘撐起身體到床邊。我們剛才戳的洞，有液體流出。

「等等，幫你貼個OK繃。」

他對我們眨眨眼。

我多翻幾頁，加了幾個字句、給法庭的證據，讓同事知道我盡力給予幫助。

七十一歲男性。居無定所，在地下鐵被發現，喝醉。沒有受傷。

想不起這張臉孔。或許根本沒看過，因為他臉遮了起來，在走廊上打鼾。

我翻到護理紀錄，卻空空如也。

隱形人。

三十歲女性。聽力喪失。外傷。受暴。諮商。拒絕。

耳膜流血，瘀青與浮腫。幹下暴行的男子在門外踱步，擔心讓我和他妻子獨處。她沒告訴檢傷分類的護理師，甚至一開始也沒告訴我。我猜到了。我說，讓我打電話報警，他以後一定還會這樣。他不愛妳，想宰了妳，他會要妳的命。我會幫妳找我們的保全。妳看見他們沒？他們夠壯，妳會很安全。我們會幫妳找個地方安身。

她搖頭。

我的聽力會恢復嗎？

很難說。

什麼？

很難說，我朝她沒受損的耳朵重複道。

六十一歲男性。背痛。工匠。

五十七歲女性。頭痛。典型偏頭痛。腹寧朗（Metoclopramide）。

二十四歲女性。牙痛。拿藥。

二十九歲男性。複視（Diplopia），新手爸爸。

複視。年輕的父親，紅髮下有張紅通通的臉，雙眼疲憊卻眉飛色舞。幾小時前，妻子才在樓上生下他們的第一個孩子，是女孩！今天也是他的生日！我笑著說，大家都生日。他的新家人在樓上舒服地窩著睡覺，但他太興奮，不想回家，根本睡不著。他說，其實我就在醫院晃，我知道這問題應該找家庭醫生，很抱歉打擾你，但我有雙重視覺。

我心想，不，不會吧，並探看他黑色的眼底。他扁圓的視神經上冒出的血管，在壓力下鼓脹。

混帳。

「我想應該做個電腦斷層掃描。」

「你覺得這是什麼？」

老兄，大勢不妙。「還不知道。」

我還加上：**星細胞瘤。神經外科。**

生日、忌日。

我翻到另一頁。

又一頁。

看了好幾週的人，十幾個看完又有十幾個。我記得清楚近期看過的人，對較早以前的患者印象比較模糊，但我還是和平常一樣寫下。不過，有些迸出的記憶卻永遠鮮明，難以忘懷。

三個月男嬰，無法安撫。

一個母親抱著哀嚎的嬰兒。她把孩子放下時，嬰兒哭喊得更大聲，我聽見斷裂的肋骨喀啦聲。我簡直不敢相信。我拍了X光，發現連腳都斷了。

「女士，我得請妳離開診間。」

在我後方，保全、社工都已準備接手這哭泣的男孩。

妳搞什麼鬼把他弄成這樣。

我需要喝杯酒。

我又翻了下一面。**頭痛。需要處方**。

三十七歲女性。性侵。

我再次對緊抓著皮包的女子說，打電話報警。她說，不了，我之前報警過。他們要妳上法庭，搬出妳所有的性史，搞得像妳自找的。給我事後丸，免得我懷孕就好。

她對護理師說，別走。我不想落單。

二十二歲女性，外傷。

年輕女子，大腿斷裂，在外傷急救室的擔架床上已經毫無血色，氣絕身亡。同場車禍的有人在一旁呼喊她的名字。門忽然敞開，我瞥見她慌得六神無主的爸媽和警察說話，等待消息。

三十七歲男性。古柯鹼中毒，妄想。

一名男子吸了太多古柯鹼，把陌生人看成熟人，接近他們之後卻被推開。他聽見別人在講他。我在診間時，他不斷望向我的背後。

「你確定他們沒說什麼嗎？」

我請精神科住院醫生和他談，她翻了白眼。

我閉上眼。

消失的燈光留下一道道閃光。一張病歷的畫面斷斷續續出現。在邊緣，黑色螢幕上明亮的紫色畫素混亂分散。

朋友的塑膠鞋在一灘血中，於急救室閃亮的地板上發光。艾蓮娜在笑、閃躲、推擠、打鬧、綠色的外傷手術服圍在腰上。保全汗流浹背，抓住一名思覺失調的男子，冒著生命危險救我一命。斗大的黃色數字寫著血壓。一名男子的臉焦黑，以瞪得斗大的驚恐眼神，透過煙燻鏡片看著我。艾倫在外傷急救室，在臉被打爛的男子呼吸道上方彎著腰。

在衣索比亞，一個櫃子以膠帶封起，護理師在白色桌邊，文件如落葉般散亂。水泥地板上灑著溼溼的漂白水，一個男子在用拖把拖。

有些印象會聯繫到聲音，有些則產生拉扯我胸口的感覺。在黃色血壓數字後方，艾倫在呼吸道上方彎腰，大錯特錯，我有一股想把她推開的衝動。

我睜開眼。

這病歷是一個禿頭盲人，他太常搔癢，手腳滿是指甲抓痕。一名女子有個罐子，裡面裝滿看不見的蟲子。「你看到了沒？牠們都在裡面。」一名穆斯林有疝氣，長年彎腰在他額頭染上顏色。一名女子在吸毒後的淺眠中抽動，衛生紙從胸罩掉出。

我在她的病歷上簽名，那是最後一份病歷。一疊行經這個急診室的人的扁平照片。有一天會是你，每個你認識的人。

我坐下來，用雙手揉臉，打呵欠。

我們上下按壓一名年輕計程車司機的胸部時，海沃特的眼中充滿期盼。鳥兒在阿迪斯阿貝巴高高的天空盤旋，我的黑鞋走過地面。

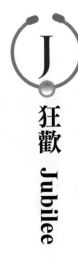

J 狂歡 Jubilee

呃。

日光已爬到我變黑的螢幕角落。

白天了。

我側躺傾聽，四下一片寂靜。

我朝床邊小桌翻身，在黑暗中摸索手機。開機，手機發光。

十點。希望是十點。

中午了，混帳。

我翻身下床，按一下檯燈，鏡面櫃子反光。我的雙眼泛紅狹小，臉上的皺紋明顯。

我被毒害。下毒的是我自己。

我口腔內部發皺，兩眼間的鼻竇傳來熟悉的疼痛，噁心感湧上喉嚨後方。洗塵的慶祝活動就這樣毫不費力地連接到餞行。過去幾年，兩種聚會很難劃清界線。

我數數自己喝了幾杯。

「……四……五……天哪……六……七。」

我第一百次詛咒自己，忘了自己會這樣喝，是為了逃避始作俑者的焦慮責備。

我站穩腳步，走幾步路到浴室，打開蓮蓬頭，在水槽下尋找一片歐丹西挫（ondansetron）[1]，讓它在口中溶解。那是一種血清素拮抗劑，能阻止胃內受體傳遞痛感。有人跟我說，這種藥能提振情緒，現在我也信了。情緒就是這樣，等著被藥物和言語愚弄。

鏡子上起了霧氣。我喝杯水，走進淋浴間。水蒸氣如毯子裹著我。

有了幾十年的經驗，我發現想挺過社交活動頻繁的時期，其中有一些原則可遵守。第一，治療宿醉的最佳方式，就是不要宿醉。然而在這節骨眼上，這建議不切實際。

若秉持真正的科學精神，而不是光憑假設，我發現只有兩種療法真正有效。第一種是不要牛飲。第二種是更放縱狂飲。我不推薦後者，畢竟看過喝過頭的下場不下百次。喝多了不只是頭暈，還會躺在路面隔柵上，肝臟也會默默反抗。肝臟堪稱是身體最忠誠的器官，要是有天它放棄了，你會發黃、疲憊、失血與死亡。

除了這兩種辦法之外，能做的就是減少宿醉。這是很有用的學問，雖然成就不大。研究發現，最好盡量拉開狂飲的間隔。這麼一來，你才能完全體會到什麼叫做自作自受，而宿醉結束之後，你就會知道什麼是完全好了的感覺，明白自己錯過了什麼。不然就會像抽菸，已慣於覺得不舒服。

不過，還是要給個警告。你可能記得二十歲時，曾度過一個超級美好的夜晚，在參加派對過後回家睡覺，睡了幾個小時後醒來，覺得神清氣爽。這情況不可能重現。你醒來時會覺得很舒服，是因為你還在酒醉，最糟糕的情況還沒發生。

我現在就是最糟的狀況。我把頭靠在滑溜溜的磁磚上。

我有幾項重要發現，許多是借鏡，在最需要的時刻卻往往記不住。有個朋友教我，只喝透明且不甜的酒。她喝不甜的白酒、不喝甜酒或紅酒；喝伏特加，不喝威士忌；喝白蘭姆酒，不喝黑蘭姆；喝氣泡水，不喝可樂。以此類推，最能消除宿醉強度的是裝在啤酒杯的伏特加與蘇打水。它是清澈的，不好喝也不清爽，但裡頭的氣泡能避免你狂喝。

最好別喝從龍頭榨出的啤酒。我的朋友吉安（Jehan）在倫敦當酒保，他第一天上班

1 譯註：止吐劑。

時，準備把龍頭下方集水盤收集的啤酒倒進水槽，但被同事阻止。同事說，不是這樣，要把倒回酒桶。哇！好吧。要喝拉格還是艾爾啤酒？其實沒差。

要為隔天早上做好準備，我上床前會吃二十四小時藥效的抗組織胺、N－乙醯半胱氨酸，及一毫克的褪黑機素。抗組織胺能阻斷酒的一種產物，減輕頭部陣陣脹痛。N－乙醯半胱氨酸是我在急診室時會用的藥，若有人吞下一瓶泰諾（Tylenol）肯定慘死，但我會用這種藥物來保護病患肝臟。使用N－乙醯半胱氨酸來對付酒精雖然缺乏科學證據，但坦白說，許多科學背後也缺乏證據支持。褪黑激素可幫助入睡，否則我會輾轉難眠。我的華人醫生叫我這輩子每天服用，他說，因為我已上了年紀，無法自行分泌褪黑激素。狗屁。

我大約在五點時，無論如何都會醒來。這很常見。一旦酒精濃度下降，有毒代謝物、毒素，以及人體對抗酒精鎮定性的興奮化學物質，就會在血液中循環。於是我們陷入無意識，卻碰觸不到最黑暗、最療癒的睡眠。

我喝了一杯甜甜的維生素C與鎂發泡錠飲料，吞一顆布洛芬，又躺下來。在睡前吃止痛藥是外行作法；止痛藥到早上就沒效了。這情況下別服用泰諾。泰諾仰賴肝臟代謝，問題是肝臟細胞已加班工作，設法分解掉酒精。在肝臟忙著分解酒精之時，糖可以避免血糖往下掉。

玻璃門起霧。歐丹西挫開始發揮功用，原本緊縮的胃部開始放鬆——我是這樣以為。

正如病人每天教我的，你可能一天會傷害試圖照顧你的身體好幾次。我從十三歲始喝酒。蘭姆酒配麥根沙士，世界天旋地轉，現在還是會讓人興奮。

究竟為什麼沉迷？是沉迷於狂飲，還是你根本從未會意自己真正想掩蓋的事？

水開始冷了，我把水龍頭關掉，壓力撞擊著我小公寓牆後方的水管，發出叮噹響。

我從淋浴間出來。我一向把旅行組掛在架子，裡頭有耳塞、藥品、牙刷。我拿了浴巾，抹去鏡子上的霧氣，才能刮鬍子。

褪黑激素的效力讓我仍睡眼惺忪。這時再採取兩步驟。先來杯黑咖啡，模糊睡眠債，同時讓腦部血管收縮，減少頭痛。接下來跑個步，讓血液流入每個乙醛停留的小地方。

這變得像兼職工作。透過化學作用增強肝臟，用咖啡把身體搖醒，用酒讓身體麻醉，之後再用藥物壓下宿醉。重複。

用杯中物來麻痺尖刻的的感受，是很方便的作法。有了酒，熟悉的時刻似乎變得新奇，讓你充滿洞見與想法，只是缺乏真實行動，不了了之。杯中物可軟化痛苦的感受，即使狂飲或藥物無法讓你變成理想中的自己，至少能讓你暫時有這種錯覺，彷彿真實的你已很遙遠。

練習夠多次之後，逃避就會成為人生。人生中真實的時刻，與被轉化為不那麼痛苦的人生之間，那道幾乎看不見的界線模糊了，釋放的感覺成了美好的現實。不久之後，那就成了我們在追求的東西，用來慶祝、悲傷、獎賞，最後則是當成懲罰手段。

從急診室病床來看（至少我的急診室是如此），發現男人似乎比較容易傾向最後的逃避手段。不過，或許是觀察偏誤，畢竟從我的立場並不容易觀察到更深刻的事實。通常（但不絕對）他們最常因為打架被送來，奮力想從擔架床上坐起，周圍許多人設法壓下他們流著血的身體。他們比較可能喝下手部消毒劑，或醫院附近小店所販售的中式料理酒，然後在地下鐵的地板上昏睡，之後在輕症區的走廊醒來。

久了之後，他們以暴力或謊言，打斷一個個社會的人際連結，最後連他們的兄弟也不接電話。他們孑然一身，不必再擔心會傷害自身以外的任何人。他們找不到聲音訴說的傷口，最後變成全然的無人聞問。

我曾和一位原住民女性聊天，她是藝術家，在許多加拿大原住民居住的保護區拍照。我們參觀她的小攝影展，為在我們國度失蹤或遭謀殺的原住民婦女感到痛惜。其中有一系列的作品吸引我們駐足良久，那些是佈告板的照片，上面貼著的，是遭殺害男性的姓名與樣貌。她說，別忘了我的兄弟，他們的失蹤與死亡人數更多；如果把那些耽溺於喝酒，永遠不回家的人也算進來，你也會為他們哭泣。

我畢業後不久，曾參加過一名病患的葬禮；他死意甚堅，一年進出急診室好幾百次。他喝醉時是粗暴的危險人物，清醒時卻聰明又貼心。我慢慢了解他，決定一試。

「醫生，我十歲開始吸膠，十二歲就酗酒。我現在五十歲，我這人就是這樣了。」

隔天，救護車把他推上斜坡時，我聽見他怒吼。幾小時後，他走下斜坡，朝著街角商店前進。

我來到他小小的葬禮，坐在後方，他親友都在前面。我不知該如何解釋自己為什麼來到這。他妹妹在講經台上啜泣，說著他們在寄宿學校受的苦，以及他終於解脫算是福氣。她說完我就離開，沒和任何人說話。後來急診室也有和他一樣的人出現，我也不再前往他們的葬禮。我又看到他們時，他們的氣息會有漱口水的甜香，另一家醫院的縫線早該在一星期前拆掉。我會確認他們沒有新的外傷，並拆掉縫線，聽聽肺部，寫下**穩定時出院**，雖然他們離開時鮮少是安安穩穩的。

有時我會在一天內幫同一個病人看診兩次，甚至更多次。或許某個好心路人看見這病人行走的軌跡，認為那是他即將死亡的預兆，遂趕緊叫救護車。病人來到醫院時可能吐口水、大吵大鬧。我會等他清醒，告訴他這樣是在自尋死路，來日無多。他會站起來，在急診室門檻搖搖晃晃，口齒不清回答我的問題。

我偶爾能夠及早接觸到某人，那時他們還沒忘記，當初只是為了想讓自己覺得好一點，卻弄巧成拙。我說，去交新朋友。那是我能給的最好建議。於是他們會扶著走廊牆壁，腳步蹣跚離開急診室。

這是慢動作發生的悲劇：人被送進輕症走廊，頭幾年是嘔吐在褲子上，之後就是尿褲子。我們不知該如何伸出援手。那種緊急狀況就算我們知道，仍無言以對，但他們還是不斷來到急診室。除非他們親口對我們表示要在此時此刻了結生命，而非只表現出他們不在乎自己死活的樣子，否則我們除了提供戒毒中心與庇護所的列表，也愛莫能助。我們告訴自己：「他們一定想變好」，於是赦免了自己的失敗，忽視確切的問題在於許多人根本不想變好。

不只男人會迷失在自己的傷痛，或獨自承受。有個三十歲的年輕女子跌倒時撞上家具，整個背部都是瘀血與傷痕。她爸爸、媽媽、哥哥，全家人都在她床邊哭，跟我說他們把所有尖銳物體的邊緣用泡棉包起來，避免她崩潰時自殘。他們懇求我讓她住院。她年紀輕輕，肝臟酵素已高得不得了。但她搖頭說不、不，我不想要留在這裡。我說，這裡不是監獄，妳的地方才是。她離開了，她母親掩面哭泣。

是逃離，還是跑向某處，無從得知。

我把浴巾圍在腰上，到隔壁房間。地上是我的紅色行李箱，衣服、線材與書散落在周圍。我坐在這堆東西中間。

我最後一次翻找衣服，拿出一件上衣或褲子。我串起一串別針，嘰一聲撕起三呎長的防水膠帶並折疊起來，塞在折疊刀旁。頭燈。電池。攀岩鐵鎖。一圈輕質登山繩。我把繩子拿出，扔到一堆要丟的東西上。我這次不再是無國界醫生，而是要前往城市。

我把掛鎖扔進箱內。

這天是多倫多晴朗的冬日，陽光照進我的窗戶。我聽見車門關上的聲音。今天還有很多事要做。跑步後，需要把公寓裡的所有書本和衣物清理出來，搬到這房間。我離開時，會把公寓出租給陌生人。

「別讓你的生活型態擴張太多，宰制了你的潛在收入，」一個老師曾告訴我。這是我離開他的急診室、踏上自己的職業生涯之前，他給我的最後一項忠告。「這樣你就能自由了。」

我關上行李箱，覺得滿足。

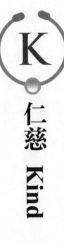

K 仁慈 Kind

圍著鮮豔絲巾、玻璃珠閃閃發光的女人，正奮力把快塞爆的包包放進座位上方的行李櫃。濃烈的香水氣味，刺痛我的喉嚨。

和我相隔幾個座位的男子已經在睡覺了，把毯子當成裹屍布似地包住全身。飛機尚未起飛，我已聽見他輕輕打呼。真討厭這個距離我四個位子的傢伙。

在我前方的座位，有隻塗著紅色指甲油的小手從座椅縫隙間伸出來。與之相連的，是個小女孩的臉蛋，她勾著母親的脖子，眼神發亮。我把嘴巴打開後突然闔上，作勢要咬她手指。她笑了。母親拉著她，女孩消失蹤影。

在廚房裡，空服員以阿姆哈拉文輕聲說話。這語言聽起來輕快，抑揚頓挫宛如鳥囀。阿姆哈拉語和阿拉伯語及希伯來語一樣，都屬於閃語系。我老是發不好這些音。我知道的多是旅行用語。**在哪裡、多少錢。左邊、右邊、直走、停**。也知道數字，還有**謝謝**——Amisehgenalo，六個音節的感激。

還有呢？**病人。醫生。醫院。急診室。發燒。疼痛。很遺憾**。都是受苦的字。

空服員笑了。一隻小手又悄悄地從座位間伸出，帶著期盼地試探。

班機幾乎客滿。這是加拿大唯一飛往撒哈拉以南非洲的班機。許多人攜家帶眷，排隊排了好幾個小時，一手抱一個孩子，而航空公司的地勤人員把堆得高高的箱子推上樓梯。在天空飛行十二小時，我們就會抵達一切的起點。無論人類踏上什麼旅程，都是從東非大裂谷出發的。

衣索比亞的人尤其驕傲。名為「露西」（*Lucy*）的阿法南猿（*Australopithecus*），堪稱是人類最古老的二足祖先，遺骸就放在國家博物館的地下室。過去十年，露西多半待在美國，衣索比亞人只得以石膏仿製品聊堪自怡。不過，露西回來了。在這個世紀，非洲拿回她失去的東西，包括骨頭，還有醫生。

衣索比亞正掌握自己的地位。衣索比亞是非洲唯一未受到殖民的國家，人民自認最能代表正統的非洲意見。衣索比亞有獨特的字母、料理、語言，也是非洲聯盟的所在地。聖經提過衣索比亞，最早出走的穆斯林希吉拉（Hijra）便曾來到此地尋求庇護，也有猶太人流離至此，而在一九九〇年代初期，成千上萬的猶太人搭機回到以色列。在衣索比亞，各族群各自保有差異，但共享空間。

這喧囂的城市依然找得到自古以來的莊嚴肅穆。塞車車陣中，車子喇叭聲到處響，黑煙蒙蔽視線，但十幾個全身穿白衣的女子正輕快前往教堂。

阿迪斯阿貝巴的意思是「剛綻放的花」，可說是名副其實。這城市的歷史才不過一百年出頭。這段時間內，這裡就從概念雛形變成了大都會。大約有五百萬人住在城市中，而城市邊界每年都在擴大。就像許多首都，阿迪斯阿貝巴也是濱水之城。衣索比亞皇帝孟尼利克二世（King Menelik）[1]在城市邊緣高聳、雲霧繚繞的恩托托山（Entoto Mountains）建造涼爽城堡，而從城堡騎馬，半天即可抵達好幾處溫泉。過去幾十年來，這裡則靠著不同的流動而發展起來。電力、通訊；居民有錢可放銀行儲蓄；也有飛機可搭。

衣索比亞各地的古城，都比阿迪斯阿貝巴古老小巧，是過去不同種族與信仰的匯集處。拉利貝拉（Lalibela）就是衣索比亞的宗教聖地之一，和馬丘比丘或吳哥窟同為了不起的奇景。更厲害的是，最初從堅硬岩石中鑿出的教堂，如今仍保持原貌，持續有人使用。

1譯註：生於一八四四年，歿於一九一三年。奠定現代衣索比亞疆界，實行現代化，擊退義大利軍。

我曾經順著山路，來到石造教堂。這條山路在絕壁表面蜿蜒，非常狹窄。我遇到了一個神父要下山，因此我得先後退，讓他通過。我後退時，他緩慢前進，一手拄著拐杖，驕陽在他臉上刻出皺紋。我找到一處較寬敞的空間，緊貼岩壁，臉碰到冰涼的岩石。他的長袍刷過了我，聞起來有乳香與汗水的氣味。下方的大地越來越遠，黑色與綠色的岩石經過數千萬年的蝕刻，延伸到地平線盡頭。

衣索比亞仍有百分之八十的人民住在鄉下務農，他們總仰望天空，期盼雨水落下。都市化風潮席捲全球，居民紛紛遷居都市，阿迪斯阿貝巴的建築越蓋越高，不過，都市化尚未碰觸到許多居民。都市化還在發展。要是他們生病的話，會進入怎樣的診間？

阿迪斯阿貝巴在短短的時間裡蓬勃發展，匯聚來自世界各地的人。不過，衣索比亞的大地比歷史還悠久，不同的部落與民族在國界內奮力維持身份。目前衣索比亞正與全世界紛爭最多的國家接壤：蘇丹、南蘇丹、索馬利亞、厄利垂亞。與這些地方相比，衣索比亞的情況是最和平的。

但在邊界不是如此。邊界的人飽受戰亂及其所導致的饑荒所苦。以前你可以逃離，前往土地更肥沃的地方，任由土地荒廢。但現在無論何處，土地所有權都在他人手上，於是你成了非法人口、成了難民。衣索比亞比其他非洲國家收容更多難民，他們多半來自蘇丹。好幾百萬人擠在衣索比亞邊境，滯留在安全空間。

至於最安全的地方，我明天一早會經過。在那間急診室鐵皮屋的醫生已彼此告知，那個背部中彈的年輕軍人雖然覺得好——冷——，但他需要的不是毯子，而是血，無論他屬於戰爭的哪一邊。

飛機轟隆隆，抖動、離地。下方宛如灰色調色盤的多倫多漸漸消失。一道道車陣連接到家。我拉下遮光板。

我看了電影，寫幾封電郵，看一下錶。多倫多下午兩點。阿迪斯阿貝巴晚上九點，是就寢時間了。

我在腳邊摸索，拿出一個黑色袋子。我拉開拉鍊，裡頭有個塑膠袋，裝著兩種不同時間起作用、藥效時間長短不一的鎮定劑。一種作用很快，但效用不長，另一種則比較慢才會起作用，但效用較久。我看一眼裹著黃色毯子的男子。他動也沒動。

他到底怎麼辦到的？

我點一杯酒，配著藥丸吞服，戴上眼罩，頭靠在冰涼的機身。飛機低吟，聲音無盡延伸，然後消失。世界永遠關閉了。

「先生，吃早餐嗎？」

什麼？「噢，好的。」

空服員露出笑容，托盤上餐具叮叮咚咚，放到我面前。從座椅間的縫隙，我看見前面的小女孩黏著媽媽睡覺，頭無憂無慮地往後靠。

我掀起遮光板。新月型的日光從天空照亮黑暗。尼羅河。黎明很快成了清晨，蘇丹的影子浮現。

陽光使我眼睛發疼。就身體而言，這一夜會持續一整天。

我把所有聯絡人轉存到新手機。「厄米亞斯，計程車司機」縮短為「厄米亞斯」。我朋友。

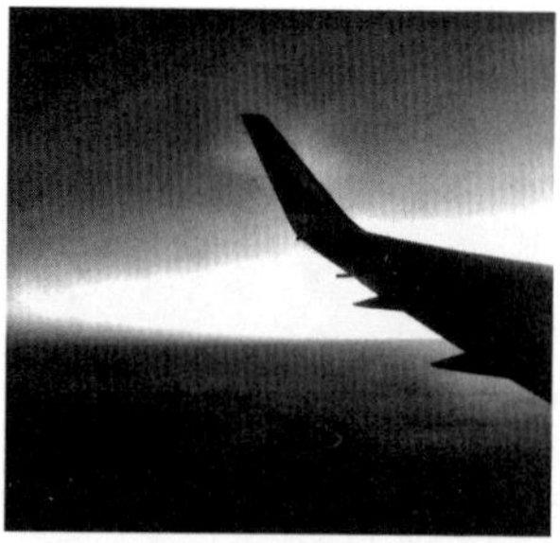

我在這裡交了些朋友。我答應回到同一個地方，而不是下一個困頓之處，正是因為想保留這福氣。我一再碰觸的手、我開始了解與喜愛的熟悉臉孔，他們比我更清楚看見挑戰所在，也更靈巧應付。

我覺得在衣索比亞，比起在會因膚色而被當成陌生人的其他地方輕鬆。在蘇丹或達達阿布，我上市場時總引來注意。那感覺很怪。我自以為已融入當地，但如果不是有人指出的話，你根本不知道自己格格不入。

不過，在衣索比亞鮮少有人注意到我，即使在鄉間也是如此。我剛來這裡的時候，曾問人為什麼會這樣，是因為熟悉，還是驕傲。他說都不是。「我們看你的膚色，就知道你是富人。但對我們而言，你就只是一個人。你的行為會告訴我們你是誰。」

似乎是個值得遵守的原則。

在我下方，飛機快速飛掠的大地，仍充滿憤怒與疾病，人們為了自己來自何方、為了他們聽說的故事而爭鬥。情況越來越糟。我和朋友一樣，看著北非的戰爭越來越激烈。馬利、奈及利亞、敘利亞。持續轉手的不是工具，而是槍枝。

利比亞曾是全球槍枝最多的地方之一，但這些槍從庫房消失，流向露天市集，甚至在臉書上出售。即使是大型武器也下落不明。那些已經無可失去的人開始武裝，然後選邊站。接下來是槍擊事件氾濫，傷者與饑荒接踵而至。人類的手一碰扳機，就會發生這種事。

隨著建築物占去了土地，阿迪斯阿貝巴的邊界不斷擴張，出現緊張局勢，但城市街道是安全的。手槍比較少、酗酒的情況較少、古柯鹼也比較少——這是和多倫多不同之處。城市之所以安全，和人不會淪為不定時炸彈的原因差不多。

在阿迪斯阿貝巴，不用太擔心槍枝氾濫，倒是竊盜問題比較嚴重。計程車司機可能伸手幫我開門，另一手就放進我口袋。我有個朋友掛在脖子上的項鍊被扯走。我找來教學的幾個人，都「遺失」過手機。

我有天在黑獅醫院工作到很晚，下班後到最近的餐廳，遇見兩個同為外國人的年輕人。我上前攀談。他們是物理治療科的訪問學生，住在阿迪斯阿貝巴大學廣大的保健科學園區，黑獅醫院也位於此地。衣索比亞唯一的急診室就位於黑獅，直到不久前才有其他急診室成立。他們告訴我，有天晚上，他們在校園旁又暗又長的山坡行走，卻碰上一個小男孩從他們沒關好的包包搶走旅行護照夾，隨即衝進巷子。男孩跑得太快，他們根本追不上。

一名計程車司機看見這場面，便指點年輕人來到我們所在的這間餐廳。幾分鐘之後，一名老先生出現。他是這一帶的族長，帶著一名年輕翻譯來到這裡，問了幾個問題。兩人還沒開始吃晚飯，老先生就把他們的皮夾帶回來，扔到桌上，裡面一比爾都沒少。

在醫院附近，一群男孩曾上演一樁街頭詐騙。在這裡，若母親養不起，兒子才八九歲就離家的情況很常見。女兒會幫忙家事、取水，加上容易遭到性侵，因此會帶在身邊。

有些男孩就聚集成幫派，分工合作地幹活。在交叉路口，一處掛著草編籃與T恤的古玩店附近，他們衣衫襤褸，靠著圍籬，理著摩霍克頭，穿著大兩號或小一號的塑膠鞋，足部和老人一樣龜裂長繭。

年紀最大的帶頭少年，在另一處的圍籬附近徘徊。他吹口哨，讓最小的朝一批戴著漁夫帽、背包背在前面的外國人前進。男孩們從不忘記帶著笑容，然後把一個小盒子湊到外國人面前，盒中只有一條口香糖或一包面紙滑來滑去。「拜託拜託，先生……肚子餓，」而靠著盒子遮掩，小手正在摸索外國人的口袋。

這不是一己之事，而是集體化經營。我告訴從多倫多前來教學的醫生，要注意，別表現出你的東西都不重要，遺失了再買就行的樣子。

在我搭上飛機之前，會盡量確保阿迪斯和我上回離開時一樣。這次我並未加入無國界醫生，因此沒有辦法掌握最新的安全資訊簡報。要從新聞得知消息很困難。目前，越演越烈的戰爭尚未波及阿迪斯阿貝巴。每回我飛到那時，都會觀察是否有戰事即將發生的跡象。

醫療團隊的挑戰，曾是如何盡量接觸到更多人；如今的挑戰，則是不要成為或被當成是代理人，背後有暗中想征服人民的力量（無論是政治或經濟）在支持。世上有錢的政府提供援助，也提供武器。他們一手給予疫苗，一手造就小兒麻痺的環境。

賓拉登被在B型肝炎疫苗活動中臥底的人發現，後來遭到殺害，之後導致許多真正的疫苗工作者也遭到槍殺。原本快根除的小兒麻痺症，在巴基斯坦又死灰復燃。如今連醫院也遭到轟炸。我開始注意到這情況，幸好後來沒碰上。

如今有幾個國家設法在索馬利亞維持和平。衣索比亞是其中一國。索馬利亞青年黨（Al-

Shabaab）宣稱一定會以恐怖攻擊來報復。我偶爾在推特上，看到在阿迪斯阿貝巴的主要幹道博樂路（Bole road）受到炸彈威脅，或某個美國朋友轉寄的電郵上，提到美國國務院警告美國人遠離所有購物中心。

我不去購物中心、不站在終點線，也不進入足球比賽觀眾的人群堆中。但我周圍的圈子也越來越收攏。

飛機開始下降。我覺得耳朵發脹，於是打個呵欠，啵啵啵。下方的山頂上是梯田，每一處都方方正正，沒有任何角落遺漏。一棵偶然出現的樹木打斷了線條。有人告訴我，在衣索比亞，砍伐活的樹木是違法的，只能撿死的樹枝當柴燒。

玻璃與金屬光芒閃耀。飛機傾斜轉彎。四幢鮮豔的紅色與藍色公寓大樓分開佇立，中間以苜蓿葉形狀的道路相連。我上次來到此地，公寓與道路都不存在。這些建築是用來取代被拆除的住宅，也就是阿迪斯阿貝巴最早的泥牆鐵皮屋頂住宅。

你能把好東西帶走多少，又仍然清楚那東西之所以存在的原因？

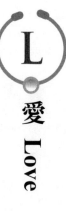

L 愛 Love

我步行前往黑獅醫院。早晨陽光燦爛，但還不炙熱。我在破碎的混凝土堆之間前進，灰色塵土覆蓋了我的鞋子。前面有個蹬著高跟鞋的女子靈巧閃躲一個個大石頭，肩上背著黑色包包。她直視前方，腳步絲毫沒有踉蹌。

博樂路是阿迪斯阿貝巴最大的幹道，此時坑坑疤疤，從機場到十字架廣場（Meskel Square）的路段被掀起壓碎。那廣場原本是露天的半圓劇場，民眾會在這裡慶祝節日、發表政治演說，而世上最厲害的跑者會在這開啟一天的早晨。在一旁，火車站合併了，一排排老舊房子被拆除。無論朝哪兒望，都會看到起重機在城市的天際線懸晃。

中國工程師監督進度，但駕著蒸氣壓路機的是衣索比亞人。美國與加拿大給予援助，中國則幫忙鋪設公路與鐵道。我上回離開這城市時，厄米亞斯的車子在小路上顛簸，孩子們跟在開啟的車窗旁嚷道：「中國！中國！」這個字不僅是外國人的代名詞，也是財富的意思。

我踏上平坦地面，加快腳步。我經過提著塑膠手提箱的男人、三人挽著手的女人。一名牧羊人用鞭子驅趕牲畜爬過路中央的石堆。一名神職人員穿獸皮做的衣服走過，頭抬得高高的。沒有人看我。沒有人盯著手機。

我倒是看了手機，發現快遲到了。可惡。

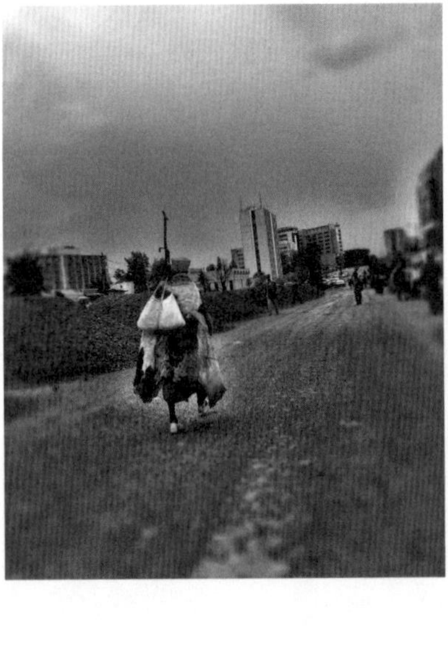

在十字架廣場，我和另外五人穿過十條川流不息的車道。我們每人相距幾公尺，如果哪個人踏出腳步，其他人全都跟上。車子從四面八方尖嘯而過，按著喇叭，險些撞上我們。我們這五人一看到車流空檔，立刻衝過最後幾條車道，之後各奔東西。

人行道上，有男人女人販賣電話儲值卡、散裝香菸。有個人在橘色油布上展示插座，另一個人則擺出一排排太陽眼鏡。我停下來一會兒。

在醫院所在的山丘底下，位於邱吉爾路（Churchill Road）路口，有五六個男孩靠在圍籬上。其中一個把頭髮兩邊剃得很短，髮梢染成金色。他看見了我，就吹個尖銳口哨。路的另一邊有個男孩望向他，再看看我，便去找一旁的紙盒。

「甭想，」我說，朝他發出噓聲。金髮男孩笑了。

到了山丘上，我的呼吸變快，嘴唇上有鹹鹹的汗珠。我經過銀行。國家警察穿著迷彩裝，站在看起來很正式的建築物兩邊，胸前斜掛著槍。一排人蹲坐在瑞典大使館外，手裡拿著文件。

校園外有高高的水泥圍牆，在靠近醫院大門處，一位婦人在掃人行道；她後方有個以油布搭的半圓形住家。一隻小狗繫在旁邊的木柱，在我經過時搖著尾巴。那名婦人暫停掃地，對我微笑。我招招手。

這家人在此紮營好幾年了，每個要上學的日子，這位婦人就差不多在這時間送女兒上學。女孩背著裝滿書的粉紅色書包，制服嶄新乾淨。我應該是錯過了，下回要早點出門。

我旁邊的水溝有個黃色桶子飄過，之後她先生從後頭爬出來。他把一塊破布浸在雨水中，開始洗車。駕駛斜靠在醫院圍籬的陰影下，叼根牙籤等待。

十幾個人在大門邊往前推擠，手上拿著文件。最接近前面的男人正對著我認識的保全人員懇求。保全把一張卡拿回給這男人，搖搖頭，指著另一個入口。保全發現我，便咧嘴一笑。

「醫生！」他說，抓住我的手，肩碰肩，衣索比亞人向來如此。「祝你平安、祝你平安。你還好嗎？確定？家人呢？他們也好嗎？一切都好嗎？你確定？很好、很好。」人群在等待，他拍拍我肩膀，放下橫跨在車道上的鏈子，待我走過之後又把鏈子拉起。外國人通行。我後方又開始新一輪討價還價。

我左邊是個有尤加利樹蔭的小庭院，護理師在破損的白色塑膠椅子上喝茶，麻雀在底上啄麵包屑，或在枝頭吱吱喳喳。急診室旁停著一輛別人捐贈的老舊救護車，輪胎依然沒氣。我從沒看過這輛車移動。這個代表善意的圖騰卻缺乏行動：把設備完善的救護車交給一個國家，但這國家沒有能開車的醫療人員。

在急診室的碎石子停車場，一輛藍色拉達（Lada）計程車讓一個跛腳的男子下車，他腳上裹著血跡斑斑的布。他一蹦一蹦跳到木長椅。有一家人蹲著看這一幕，他們手肘撐在膝蓋上托腮，之後又回頭注意他們腳邊的人體。

急診室是兩間鐵皮房間與後方診療間。就這樣，這就是所有急診事務進行的地方，所有病得太重，無法送到其他地方的人都集結在此。每天都有幾十次，來自全國各個角落的車子會臨時停在這裡，車上載著已藥石罔效的病人。大家認為，這裡是人快死了才去的地方，而不是去了就有康復的希望。我們沒見過扭傷的腳踝，只看過骨折嚴重的腳踝。

急診室入口有另一群人及另一個保全人員。他手臂擋住入口處，眼睛望向別處，不容許任何人說情。我經過側窗，看著檢傷分類桌周圍低垂的頭，然後繼續前進。雖然我很好奇從上次離開之後，這處空間出現什麼變化，但交班時間到了。在一百公尺外的教室，住院醫生每天早上會聚集起來，說明昨晚的情況，以及哪些人活著、哪些人死亡。

穿著白袍的學生在老舊的混凝土建築進進出出。有個女子把學生手上的大銀盤拿來，上面原本裝著因傑拉（衣索比亞人吃的大餅），現在已經空了。有些資深的住院醫生住在那邊，兩個人以上住一間。有些人偶爾會有電可用，甚至有電烤盤。這裡沒有自來水。

我四年前第一次來到這裡，和醫學院長站在大學校地邊緣的山腰上。醫院就在我們後方，又灰又暗，裡面擠滿人。我指著下方一塊塊棕色的鐵皮屋頂，問他，為什麼不往這邊擴建呢？對啊，他若有所思地說，彷彿長久以來從未想過這麼顯而易見的作法。院長說，我和都市規畫部長談過，但那邊有太多人住了。有多少人？每平方公尺三人。

一輛巴士緩緩駛過，有人探出窗外，一手放在方向盤上。「哈囉，詹姆斯醫生！」他喊道，對我比個大拇指，之後換到二檔，開車離去。

我招招手。我第一次來到這裡時，他是我的司機，用豐田陸地巡洋艦（Land Cruiser）老爺越野車載著我到處跑。他不喜歡這項任務，但晉升之後，顯然也提升了他的心情。不然就是因為我回來了，他這才知道我真正的人格到底是怎麼樣。

我走進一棟五層樓高的大樓。在大廳周圍的玻璃上有公告、考試分數，還有張啟事要某個學生說明為何缺席。急診醫學辦公室在地下室。在一樓急診室底下的人生。

奇蒂斯特正以乾淨的水拖著混凝土地板。我小心通過，朝她走去。她盯著地板，彎著腰，微笑道：「哈囉，張姆斯醫生，」聲音小得我幾乎聽不見。

「嗨，奇蒂。」

我走下陰暗階梯，眼前什麼都看不見。我聽見地下室的教室有聲音。在昏暗走廊上的半途中，是科祕書迪蜜莉小小的辦公室。這裡一片黑暗。今天沒電，也沒有窗戶。

「哈囉——詹醫生！」一道身影從狹小的桌子後方站起，給我輕柔的擁抱。即使在黑暗中，迪蜜莉依然露出大大的笑容。

我把門拉開，卡卡的情況我不陌生。門軌兩年前壞了，沒有人負責修理，也沒人記得這裡為什麼開了一道門，又從哪裡找到這扇門。捐贈人早就離開了，他們對開幕比開門有興趣，之後就走了。

教室前面的實習醫生報告到一半停頓了下來。她面對十五個穿著潔白袍子的住院醫生，而在前排角落的雅克里路醫生是衣索比亞急診醫學的推手，也是我在這裡最早認識的朋友。

他和平常一樣，總是穿西裝。他微笑，半起身，與我握手，輕聲說：「好、好。」我坐到他旁邊。

認識我的住院醫生也跟著笑了。不認識我的人看了我一眼，就回過頭注意在教室前方的年輕女子。她沒理會我。

「一名來自奧羅米亞州（Oromia）的二十五歲女性，在遭卡車撞擊後的一天之內，出現昏迷與異常的身體動作。」

她起身，把一張薄薄的黑色片子交給雅克里路。他點點頭，把片子交給我。那是頭部的電腦斷層掃描，裡頭的血已到處溢出，代表腫脹的腦部沒有地方擴張。這情況發生時，腦部會往唯一的開放空間推，也就是脊柱的椎管。中腦裡細密連結受到壓迫的話，會像腿部神經保持在某一個點太久，只不過，沉睡的會是呼吸、說話能力與意識流動。就算醒來，也很少能完全恢復。

實習醫生繼續說話。高高的窗外是喧囂的車流。

「已經照會神經外科，但他們沒有床位。」

這間醫院總是人滿為患，某些免費手術的設備得靠人捐贈，但能否得到卻不一定，難以做什麼安排。大家只能等待，有時什麼也等不到。

「什麼樣的人會被車子撞？」

沒有人回答。她在等，我也在等。

「最常被撞的是……窮人，」約納森終於說。他曾聽過這個問題。

「沒錯，他們最常走在路上，不是嗎。你我至少有時候會開車，或是搭乘巴士。」

他們都同意。

「她需要照這張電腦斷層掃描嗎？」我說，手中揮舞片子，片子發出聲音。「做這很貴。」

需要。以免有血從破裂的血管開始累積，從她大腦邊緣推進。若是這情況，你會看見白色半月形，可能是凹陷也可能是突出，這得看她破裂的是打出血液的動脈，或是壓力較低的靜脈。若看見其中一種情況，可切個洞把血排出，讓大腦恢復原來的自然形狀。如果所有力的向量被顱骨吸收，沒有穿過腦，那麼感謝上天，老兄，真走運，你女兒可以去談戀愛了。

「她還需要怎麼處置嗎？」

不需要。沒有血塊需要移除，就算有人幫她打開空間，讓腦袋有腫脹的餘地，且有加護病房讓她住幾個星期，護理師可溫柔地幫那脆弱的粉紅色組織換衣服，直到腦縮回，同時讓她能保持呼吸……也沒有人能教她走路。

「她能活下去嗎?」

有些實習醫生，也就是最後一年的醫學生看看彼此。資深住院醫生搖頭。

「不行。」我把黑色片子傳給後方。一個年輕女子把片子拿起，對著明亮的窗戶。

「四十五歲男性呈現出血……十六歲男性有鬱血性心臟衰竭……車禍……第一起死亡，三十二歲男性。第二起死亡，六十四歲女性……」

前面的實習醫生講完一長串的病人名單。雅克里路和我穿插幾個問題，考考急診住院醫生，凸顯出教學重點，之後詢問哪些醫材遺失，哪些病人需要最密切注意。

結束後，實習醫生把文件收好。大家紛紛起身，這時雅克里路示意大家回座，把我介紹給大家。

「謝了，雅克里路。你們有些人認識我。我接下來幾個月會待在這裡，大部分的時候會在急診室幫忙，週末也會。這是好消息。壞消息是，你們也得在。」

我剛來這裡的頭一兩年，若臨時到急診室，會發現檢傷分類桌通常是空的，再往前走一點，則有個還在醫學院就讀的疲憊實習醫生，周圍則是四十個全世界病得最重、失血、抽搐的病人。在晨會之後，無論多冷，住院醫生都會回到醫院的一樓喝茶吃早餐。我設法傳遞我在多倫多感受到的迫切感，告訴他們現在還有搶救的餘地。晚上，資深住院醫生有時會離開。在陰暗的急診室待了二十四小時，有人拉著你的醫生袍袖子，實在太沉重。在最嚴重的時候，實習醫生會止血到天亮。

這裡的折損率很高。護理師、保全人員、清潔人員常離職。被派到急診室是一種懲罰，讓他們在悲慘的人包圍下，想想自己犯了什麼錯。醫學生會輪訓，到前線執勤，等到時間結束，會因為能離開瀕死的人慶幸不已。在我的故鄉，急診醫學是醫學生搶著要進的專科，大部分申請者都不會通過。但在這裡，沒有人知道為何要急診，反正太嚴重的病人似乎已回天乏術。

雅克里路放眼未來。他比我更把發展急診醫學視為人生的第一要務。因為他，我來到此地協助。他知道，如果一個國家沒有地方照護受傷最重的人，那國家不可能轉變。所有的緊急狀況幾乎都發生在窮人身上，他們擠在每平方公尺三人的空間生活，彼此傳染風溼熱；他們在尤加利鷹架彎曲時滾下來。每一年，在經過幾個世代的嘗試，有十億人爬到貧窮線以上。每一年，也有一樣多的人掉落到貧窮線以下。往下掉最常見的理由是什麼？健康危機。

這座鐵皮屋鮮少能成功處理危機，至少目前如此。不過，整個體系就得從這裡開始發展。到目前為止，心臟病發的人會死，被大卡車撞的女孩也會死。醫院中有些醫生不願意急診變強，因為不方便。在病床邊有聰明能幹的醫生有迫切之感，於是隨時待命。他們的新角色是幫助曾經得在痛苦中等待的人發言，某些人或許會因此失去友誼。

現在我們已經為住院醫生訓練了三年，總共有十五人。我要專注於訓練最資深的一群。我要讓他們準備好應付這國家的第一次考試，告訴他們如何管理急診室，甚至是想像出一種新的職業——如果他們撐得下去的話。

最開始訓練的五個人曾孤單度過很長的時間。他們可說是前無古人，沒辦法得到經驗傳承。雖然他們學習許多可能挽救病患的方式，但病人仍一個接著一個死去。有些人開始不來值班。有個人毫無預警消失了幾個星期。他回來過幾次，然後又人間蒸發。這次我來到這裡時，曾打電話給他，但電話只是不停的響。現在剩下四人。

比較晚起步的，情況就不同了。他們知道有人經歷過他們的掙扎，也知道會有更多人加入。革命情感出現了，認同感能鼓舞士氣。

住院醫生一個接一個出現。「對，我很好，我家人也好。我確定，你呢？」笑容。我們碰碰肩。

後面是畢魯克（Biruk），最早的四個學生之一。他的臉比我印象中更嚴肅，但眼神依然柔和。他很靦腆。

「嗨，詹姆斯醫生。」

「嘿，夥伴。見到你真好。」

「很高興你回來了。」

他後面是滿臉笑容的菲諾（Finot）。她比較晚進來，是第二年，也是最聰明的人之一。她了解雅克里路的想法，了解對跪在地上的家族來說，在路這一頭的急診室不只是個空間。如果你找不到別人，就會第一個打電話給她。

畢魯克與菲諾不過二十五、六歲，卻已是這國家最有經驗的急診醫生。

「歡迎，詹姆斯醫生，」菲諾輕聲說，俯身向前碰肩。我們徘徊一會兒，彼此咧嘴微笑，不知該說什麼。

「裡頭見。」

「好。」

他們離開了，雅克里路和我聊了一會兒就跟了過去。我們經過仍坐在黑暗中的迪蜜莉。

「歡迎回家，」她輕聲說道。

在小小的山丘上，有越來越多學生正前往吃早餐，他們經過混凝土宿舍，到鋪著碎石的停車場，經過輪胎沒氣的救護車。腳邊有病患的家族離開或到了院內。腳受傷的男子坐在成排塑膠椅間，拐杖橫放在大腿上。

保全人員大喊，群眾分開，我們通過。他們大部分是已入院的病患家屬。我們請家屬跑腿到附近街道林立的檢驗室，手上拿著一管管的血液，或把他們受傷的女兒帶上一輛廂型車，那輛車是販賣電腦斷層掃描給病患的公司所擁有。他們會在幾分鐘或幾小時後回到這扇門，揮舞著掃描結果，送進開啟的窗口。

一名護理師站在分類檢傷桌後，把前臂伸向我，這樣我就不會碰到他的手。我握他的手臂。病患、病菌與腐敗的甜香飄過。

病人躺在擔架床上，有些則躺在水泥地上，照顧者擠在身邊。即使是大白天，這裡也相當昏暗。只有幾扇窗讓陽光透進，天窗積著厚厚灰塵。

在一處高高的櫃檯後方，一群年輕護理生戴著白帽，穿著白衣趕緊讓開。沒有人教他們。

衣索比亞打算在世界上，締造出史無前例的最大經濟躍進，目標是在二〇二五年進入中收入國家之列。為達到這個目標，他們要在未來十年訓練一萬名研究生。過去十年，他們訓練了一百個。

衣國派出成千上萬的學生到歐美國家，取得博士學位或習醫，盼他們學成歸國之後傳授，但只有少數人歸國。我有個朋友在阿迪斯阿貝巴學醫，他班上有四十個學生，只有兩名在衣索比亞執業。若其他人能回來，他們會有辦法與人脈，在越來越國際化的經濟體中打開大門。別奢望他們會留在醫院工作，他們大可自行開業。

這國家不願再花大把銀子送學生出國，最後看著他們離開，因此現正興建更多大學，醫學院的入學人數成長三倍。在病人周圍的學生也有三圈。

雅克里路讓我看檢傷處新的監測器。

「我們會在急救病床裝這些，」他指著後方紅白條紋的塑膠布簾，之後把一個拉開。

被大卡車撞的年輕女子靜靜躺著，氣管有塑膠管，裡頭是如蜂巢般的血沫。急診室沒有呼吸器，四台都在加護病房，供數百萬個每平方公尺住三人的居民使用，把呼吸推入其他人身體裡。這女孩目前仍靠自己呼吸，管子沒有連接任何東西。

雅克里路和我從家屬面前擠身，到她頭旁邊。她短促連續吸氣，之後嘆氣吐出。這模式是壞跡象。她的腦壓已經接近極限，把維持呼吸的區域壓迫到太小的地方，使得呼吸無法持續。她胸部一抽一頓地起伏。

她頭上圍著繃帶，太陽穴有紅色的靶心。我拉下她一邊眼瞼，瞳孔在抽搐。如果繼續抽搐，導致大肌肉疲勞，就會停止抽動了。看看眼睛就知道。

畢魯克站在她床腳，他昨晚都在這。

我要他到床頭來，觀察她瞳孔的眼跳動。

「她整晚都在抽搐，」他說，「因此我們給她一些煩寧，但不想讓她停止呼吸。」

我問雅克里路與畢魯克，有沒有其他治療抽搐的靜脈藥物，他們都搖頭。他們都知道我說的是什麼，只不過需求者太少，因此藥房沒有庫存。畢魯克說，藥丸倒是有。我們決定把藥丸壓碎，用管子送進她的胃部，但其實心知肚明她快撐不下去了。

家屬瞪大眼看著我們。一名年紀較大的婦女，可能是阿姨或媽媽，用裙子擦去女孩鼻子留下的鼻涕。另一個年長男性穿著塑膠拖鞋，一紅一藍，腳趾節長了繭；他握著女孩的手。

「他們明白嗎？」我問，他點點頭。

畢魯克長大了。我認識的男孩早已不在。抱歉，兄弟。

畢魯克以阿姆哈拉語說了些話。

那名父親的淚水盈眶。我們繼續去看下一個病人。

穿著白袍的住院醫生彎腰檢查病人，傾聽心臟與肺臟的問題。沒有電腦。雅克里路離開去參加會議，畢魯克把袍子折好，夾在手臂下，準備回去小睡一下。我攔下他。

「夥伴，你做得好。幫那位女士插管是正確的，我也會這樣做。」

他淡淡微笑，從越來越多在鐵門外揮舞著醫院卡的病人面前走過。

M 中間 Middle

啪嗒啪嗒啪嗒，雨水打在上方的鐵皮屋頂。我感到身體無比沉重。

床。窗簾。街燈。

我再度閉上眼。

等等。

我到底在啥地方？

一絲細薄而明亮的意識，把我與無夢的睡眠切開。

醒來。

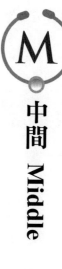

我甩甩頭，睜大眼，手肘撐起身體。周圍細節越漸清晰。行李箱。書堆。

阿迪斯阿貝巴。現在是晚上。我打破旅行的規則，睡了一整天。感覺真好。時差造成的睡眠能帶來少有的美妙感受，能直抵目標，無須前戲，只有深沉的無意識。

我又躺下來，傾聽上方的喧囂。喧鬧聲如波浪起落，在稍微寧靜的片刻，隔壁的樂音就會傳入我房間：鋼琴、悶悶的女人聲，之後又是啪嗒啪嗒的雨聲。

我來到這裡才幾天，卻覺得待了很久，沒有什麼力量把我拉回家鄉。這裡固然和家鄉有差異，但熟悉的事物也不少。例如計程車，以及閃亮的霓虹燈。

急診部。今天雅克里路休息一天。他通常週末也會來，整理短少的心電圖報告、調停會診醫生的爭執，並協助病情最重的人。

我盡量代替他的角色。狄米利希是資深住院醫生，他幫已在急診室待好幾天、或許可回家的病人看診，之後又忙著看剛被留在停車場的新病人。

目前急診室流動得不好，鮮少人能不卡在這。狄米利希幫大部分病患抽血，也要把家屬從藥房取回的藥物配好。週間會有比較多人手協助，但這裡仍不像人體一樣，能全天候完整運作。更糟的是，如果有個昏迷的糖尿病患被送進來，等他給了病患輸液與胰島素之後，仍無法將接下來的照護工作移交給主治醫生，以便專心照顧發燒的病人。他反而得同時照顧兩者，有時得連續照料好幾天。我們尚無法在這間醫院說服夠多人，讓他們相信世上最珍貴的禮物，就是急診室的空床。

這不是阿迪斯阿貝巴獨有的問題。無論在哪裡，公立醫院急診室的每一平方英寸總是擠滿人群。洛杉磯、喀土木都不例外。差異在於，隨著時間過去，急診室要能成為前導者，讓醫院體系的每個部分分擔起共同責任。如果急診室卡住了，大家都要採取行動。

這進步當然是值得信仰的，但需投入的努力遠超過一人能負擔，甚至十五個知道該怎麼做的人都不夠。你需要夠多救護車與氧氣，才能應付大量出現的病患；加護病房要有床位待命；要有人檢查藥物的使用期限，將裝著和小指差不多大的試管箱收好；也需要會診醫生通力將病人送出急診室，即使這表示得把病患轉而安置到他們的科別。少了這些要素，急診室就差不多只是一個房間。

今天早上，我在眾多等候的臉孔中看到一名女子。她來自鄉下，臉與脖子上都有象徵宗教信仰的刺青。她氣喘吁吁，彷彿剛賽跑完畢。

狄米利希與我看完許多病人，才來到她床腳邊。那時我的注意力還不夠集中，仍半夢半醒，直到狄米利希從阿姆哈拉語換成英語。

「詹姆斯醫生？」

「嗯？」

我抬起頭，她盯著我。我立刻從夢中醒來。我認得她。

她也認得我，雖然我們素未謀面。我這輩子只碰過幾次這種深刻的熟悉感。我們看到了自己。

她呼吸太困難，無法躺下，因為她肺部只剩最頂端沒有積水。她有風溼性心臟病。還能用的監測器顯示她心跳很快，她的手因為多巴胺而蒼白發冷。多巴胺是類似腎上腺素的藥物，狄米利希將多巴胺注入她體內，把她血管收得夠緊，讓血液能流到大腦。她拉開氧氣面罩，雙眼緊盯著我，這是後期徵兆，就和說她很冷一樣嚴重。不過，她臉上沒有恐懼，只有決心。她終於別開臉，額頭靠到父親的脖子上。

這裡沒有呼吸器；剛才看診時，已有兩個人需要呼吸器，而我們才看完一半的求診者。被卡車撞的女孩呼吸已比昨天微弱，還有一個男子從腳部開始往上麻痺。過不了多久，再過一天或一個星期，他的橫膈膜就會開始顫動，造成呼吸困難。

這名女子的父親是農夫，沒錢讓她進私立醫院。光是來到這裡的路途可能就盤纏用盡，而每經過一個小時，他還會少賺一個麵包的錢。我們以超音波探看她背後，發現積水壓迫到肺部，因此狄米利希用針刺穿她背部，抽出五管混濁的水。但沒有用。每回我們回到她床邊，她眨眼的時間越來越長，即使已給多巴胺，血壓也太低，無法測量。她更用力往爸爸身上靠。

我們談過幫她插管，給她父親一個袋子擠壓。沒用的，狄米利希說。我知道，我回答。此外，她有ＨＩＶ，詹姆斯醫生，她看起來還有結核病與風溼性心臟病，就算撐過了今天，也很快就不行。我又說，我知道。他建議給予緩和治療，讓她舒服一些。好，狄米利希。我們就離開了。

我們又看了其他病人，沒有人病得這麼重。我們也幫其他病人擬定治療計畫。我又回到她床邊停留。她靠在父親胸膛，指尖蒼白。我告訴狄米利希，如果她情況惡化要打電話給我，雖然沒有多少惡化空間了。我不知道自己會提出什麼建議，但就是想知道。

我在床上翻身，檢查手機。沒有未接來電，也沒有訊息。

她二十歲嗎？或許吧，很難說。她太瘦了。慢性病會把人生吞活剝，直到所剩無幾。

你會讀到，衣索比亞的平均壽命是六十多歲。但這數字不能說明真實情況，因為人口不是一年年持續縮減，多數人在子孫滿堂時死去。這是平均數字。年紀輕輕就夭折的孩童，或產子死亡的人拉低了這平均值。如果在關鍵時刻能挽救他們一命，他們就很可能長壽。我打開門，通往小小的陽台。沒有音樂，只有雨水灌入屋簷的聲音。下方是博樂路一段新鋪好的路面，在雨水沖刷下顯得光滑，瀝青都還看得出斜角。

施工進行得很快。不久之後，道路就會滿是繁忙車流。

碩大雨滴流經路燈，在黑色地面上彈起。一名男子從一處遮雨棚奔向另一處，用紙板遮著頭，之後消失在波浪狀牆的縫隙間。街道恢復空蕩蕩。我打個顫，關上門，回到床上。

我又看看手機。

管他的，我幫她付。

我拿起電話，打給狄米利希。

我從來沒這樣做過，這根本是不切實際，算不上行醫。重要的是盡量讓住院醫生面對真實的困難，而非出錢買解決方案，迴避問題。我不帶醫材，也不給予金錢。我告訴自己，這樣會讓地方經濟倚賴、忽視創新，樹立期待。或許我這樣說，只是找說不的理由。

「狄米利希。欸，我是詹姆斯醫生。我在想……那個有刺青的小姐，如果她父親負擔不起私人加護病房病床，我可以……你付了？她在加護病房？……哇，真是好消息，做得好。好，你想打電話的時候隨時打。再見。」

原來如此。他到加護病房，爭取到一張床位。或許他也在她身上看到自己的一部分。

我興高采烈，起身又坐下，又站起來，打開陽台門又關上。我靜不下來。

雨勢趨緩。從牆壁穿透的音樂變成了衣索比亞爵士。我撬開聖喬治啤酒瓶蓋，喝一大口。成千上萬的小氣泡，在我內心與臉上迸出熱鬧的聲響。

N 養分 Nutrient

我在晨會時睡眼惺忪，菲諾輕柔的聲音聽得我好吃力。雅克里路被叫去外頭處理緊急事件。他在這裡的工作量，在多倫多是由六個人分攤。在公立醫院體系，有辦法離開的人大多不留下，更不會留在這國家。留下來的人工作量會非常龐大。雅克里路答應我，說會趁我在這裡時去休個假。可惜沒什麼說服力。

「或許幾天吧，」他說，「去看看我家人。」

菲諾的聲音：「……三個病人留在急診。一個二十四歲男性呈現鼻血三天血流不止……」

我昨天吃午飯回來時見過這男子。他安安靜靜坐在角落，很容易忽略。他的樣子和我祖父一樣，坐在邊緣等待與觀察，不願闖入。他穿著鄉下人的衣著，也和鄉下人一樣沉默。

他往前靠在一張凳子上，閉著眼，一手捏著鼻子，另一手拄著牧羊人手杖。罩衫前有乾掉的黑色血漬。

「Simeh manuh」？**你叫什麼名字**？他輕聲說，亞米德。

「……心跳顯示為一百三十，他在發抖……」

雅克里路倏地打開教室門，坐到我旁邊。

「我們給予靜脈注射一包輸液後，心跳速度變慢……」

這人是牧羊人，從距離醫院一天路程的地方前來。他沒有帶個人來捐血給他，或跑到對街，幫他付錢做檢驗。他沒有錢。他有個朋友在距離他家幾哩路的唯一一間診所任職，給了他這裡的地址——或許只跟他說醫院的名稱：阿迪斯阿貝巴的黑獅醫院。

他有幾個比爾，夠搭乘巴士。他還跟朋友說，若幫他看顧羊群，就送他一頭羊。他換了一班又一班的小巴士，乘客看見他胸前的血漬持續擴大，皆紛紛躲避，直到他坐在鐵皮屋外的地上。

沒有人代替他去和保全人員商量，於是他就在外頭等了好幾個小時，直到有個護理師發現，叫他過去。他起身，身子搖搖晃晃，暈眩到差點跌倒。幸好他靠枴杖撐著，朝著護理師走去。

保全把其他人趕到旁邊，好讓亞米德坐在檢傷分類處的凳子上。護理師把手放在他腕上，感覺到他薄弱快速的脈搏，心臟無力地博動。

我們從血庫拿了最後兩單位的血。

「……在輸血之前，他的血紅素為三十……」

果然非常低。我的血紅素在上次檢查時為一百四十。如果血紅素太低，就算仍可能有足夠的水分流動，但能緊抓氧氣的細胞太少，因此必須承擔起加倍的任務，移動更快些。

「……血球量，三。血小板，五……」

全部都很低。問題出在骨頭。骨髓已不製造細胞，什麼血細胞都停止製造。他的血這麼稀的原因，就是缺乏血小板。

「……醫院裡沒有血小板了。他的氣色在輸血過後有改善，他覺得比較好……」

很好。現在我們得找——

「……不過，大約三小時之前，他開始吐血……」

慘了。我用手指按摩太陽穴。

「……他的心跳又來到將近一百二十。我們目前無法取得更多血，他仍得待在急診室。」

菲諾停頓，看著我和雅克里路。

雅克里路轉身看一排排穿著白袍的年輕醫生。坐在後方的醫生根本聽不到半個字，只得瞪著天花板，這時他們也集中了注意力。急診住院醫生坐在前排，默默傾聽與等待。

「吉羅？」

「嗯，他現在有胃出血，而且休克……他需要血、血小板，可能還要……做內視鏡檢查？」

用攝影機去檢查他的胃，看看有沒有可以止血的出血點，把潰瘍處燒灼癒合。這是個好答案，但是未來才可能做得到。

「沒錯，」雅克里路說，「這些做法都對，但目前都辦不到。」

這下子大家的眼神都往前看。

「出血的原因是什麼？」雅克里路問。

後面有人低聲說話。

「血小板低下（Thrombocytopenia）。」血小板太少。「凝血障礙。」血太稀、肝衰竭。

「靜脈曲張」。血管腫起，在嘗試餵養受傷的肝臟時太虛弱，於是在食道爆破。

「有可能，」雅克里路說。「但他不像是肝臟會出問題的人。」

雅克里路的作法是奧坎剃刀（Occam's razor）[1]。別讓可能性沒必要地增加。雖然疾病表現的症狀有很多，但通常都是單一一種病因，而不是兩種以上。醫學就是在「絕不說絕不、絕不說一定」之間，探索平衡。

「胃炎。」胃發炎，組織刺痛腫起。「馬魏氏症候群。」（Mallory-Weiss）[2]食道黏膜因為嘔吐而撕裂。

學生步步推進，從解剖學上理解疾病。血液問題、肝臟、胃、喉嚨。這是建構醫學知識的一種方法。另一種則是把危害分門別類，觀察人體的弱點是怎麼受到磨耗，而不是設法找出危害「出現」在哪些地方。外傷、感染、癌症、營養。列表沒有用，眾人的腦力在分岔時流動得最好，不斷分岔再分岔，就像構成大腦的神經元那樣。

「有可能。但我們今天能做什麼？」

「內視鏡，」兩人同時說道。

資深急診住院醫生搔頭。沒有人會做內視鏡，全國或許只有幾個人會做，他們都不習慣處理病況這麼嚴重的患者。起碼目前是如此。

「不對。還有什麼可能？」

1 譯註：意指以簡約的方式來解決問題。

2 譯註：食道撕裂傷。

醫學的教學現場經常像蘇格拉底那樣，不斷追問。你會學著追問越來越深的問題，持續挑戰每個假設。浮現的未必是答案，但你要永無止境地提出問題，設法為你眼前的人找出正確的做法。

雅克里路看錶，越來越氣惱。「他的疾病表現是什麼？」

「出血，」畢魯克說。

「從哪裡？」

「鼻子。他吐的可能是吞下的血。」

「對。」

他胃部充滿自己的血，然而鐵有刺激性，所以又吐出來。雖然還不確定，但我希望是這樣。

畢魯克繼續說：「所以我們要從鼻子止血。用按壓、塞紗布，給他一些止吐劑。」

這是好的應急規畫。即使你不確定問題出在哪裡，但能做的還是先做。這很常見，即使在我家鄉也是如此，在尚未診斷之前仍先處理。哪裡漏就堵哪裡，之後再煩惱原因。

我盡量不要常想家。原因不僅是會貶低這裡的成就，更因為在我家鄉採行的醫療做法未必是好的。我們會沒有衡量可能性與費用，就做內視鏡檢查。此外，如果做了內視鏡，就會像是只有內行人才懂的做法，把任何困難的決定盡量往後延。

我在聖米迦勒最後一次輪班時，一名老婦人在過馬路時遭撞，她的頭顱裡全是血，在做電腦斷層掃描時血壓快速往下掉。當我看著X光穿過她骨盆時，螢幕上閃過鼠蹊部不平整斷裂的對比。

她也正朝失血過多的死亡之路前進。加護病房人員接連為她輸好幾單位的血，共二十個單位，也找來放射師與一個團隊，在她腿上放導管，尋找出血的血管，並用止血海綿。她在頭部受傷後六個小時後死亡，但血壓很穩。

在我的家鄉可以這麼做，錢不是問題。在這裡，你可以看清楚某個人的出身，因為那就在擔憂不已的母親，從口袋掏出又皺又破的鈔票中。這就能清楚算出生命的價值：對於愛你的人來說，你的生命就是一切。一旦你看穿人的生命值多少，端視於他出生在哪、離財富多近的謊言，你就不再是同一個人。

「如果這人酗酒，你的想法會不會不同？」

點點頭。我們討論肝衰竭如何導致血管浮腫，造成不同類型的出血。若是那樣，治療方式會不同。維生素、從某人手臂抽出富含凝血因子的血漿，注入他的手臂。

我們計畫以紗布緊緊堵住男子的鼻子，在取得更多血之前先給些輸液，期盼他的心跳能變慢，至少慢一點。看著年輕人失血致死很難受。雖然沒人說出口，但其實也做了這心理準備。

雅克里路先行離去，菲諾繼續報告她照護的一連串病人，那是累積在此的傷病男女，之後她把他們的影像給大家傳閱。我們把黑色的底片朝著地下室窗戶舉高，尋找沒連接的平滑白色線條。

最後一張也傳閱完畢。我謝謝她的辛勞，大家紛紛起身。

「待會兒在急診室見，」我告訴大家。

他們離開教室，擠進小小的走廊，彼此低聲說話，有些人勾著手臂，露出微笑，走廊上一片白袍浪潮。白天總是比較輕鬆，獨撐的夜晚則顯得漫長。

我經過迪蜜莉的無窗辦公室。她打開手機的燈，讓我能看到她的臉。

「今天又沒電了？」我說，雖然是明知故問。

她搖搖頭，噘嘴露出無奈表情。

我走上樓，朝著醫院主建築前進。那裡的大廳有間熱鬧的咖啡店。住院醫生用阿姆哈拉語向病人問診時，我就喜歡在這裡等，等他們把得知的事跟我說。

我坐在破損的紅凳子上，示意要杯濃縮咖啡。除了最老的二足靈長類，衣索比亞也長有咖啡。在露西行走於人間的最後時光之後，僅僅過了幾百萬年，一名牧羊人發現羊群吃了某種綠色豆子後會特別活潑。於是，他自己也嘗看看，結果牧羊時變得特別勤快。又過了幾個世紀，到了一九四〇年代，墨索里尼想把這裡當成家。衣索比亞人把他趕回家，不過留下了義式濃縮咖啡機。

我緩緩啜飲一口。兩名穿白色短袍的學生問，能不能和我同桌。我點頭。他倆開始以阿姆哈拉語聊個起勁。女服務生過來打岔，問他們要點什麼。接著，他倆起身，到外頭的水槽洗手。

那是這裡的儀式。沒來過衣索比亞或蘇丹這類地方的人，會誤以為他們很髒，不知道要洗手。事實恰恰相反：這裡的人更小心，因為尚未建立起能讓他們大意的體系。這裡比較高的是風險。

現代世界慈善協助的運作機制中，特定疾病較容易得到國際經費，因為比較容易衡量，數字也更容易操作。黑獅醫院能有監測器、條紋布簾、學習中心，原因之一在於美國政府幫阿迪斯阿貝巴大學證明，有高比例的ＨＩＶ患者在黑獅醫院求醫。要有水洗手，或是讓快要失血致死的牧羊人有血小板，需要不同的算式。

和我同桌的夥伴回來了。我微笑，喝掉杯中的最後幾粒糖，示意要結帳。我從口袋抽出四張破舊的一比爾鈔票放在桌上，差不多是兩角加幣，女侍把這幾張加入口袋中厚厚的一疊鈔票中。我旁邊的兩個同桌人撕下一片因傑拉，熟稔地以手指折好，沾起一口口的燉鷹嘴豆。

這天是衣索比亞的齋戒日。衣國有半數人口信仰東正教，齋戒日一天只能吃一餐，且不能有動物製品。每週有兩天齋戒日，還有五十五天大齋期。許多衣索比亞人一年內有幾個月的時間吃全素，且已延續數千年。穆斯林人口也有齋月，人人的生活都有禁慾主義，目的是讓人不要耽溺享樂，不對食物、性愛、酒、娛樂慢性上癮。

我認識的衣索比亞人鮮少連因傑拉也不吃，至少不會長久不吃。他們每一餐都吃因傑拉，把它當作盤子，也當作刀叉。因傑拉是以苔麩草做成的，苔麩草的種子和罌粟籽一樣小。製作時，要花好幾個小時脫穀，把種子與草梗分開、去掉穀殼，之後研磨成細粉。苔麩麵粉發酵成麵團，再倒入熱鍋，做成巨大的煎餅，成為幾乎所有衣索比亞與厄立垂亞人的主食。因傑拉富含鈣質、鐵和蛋白質，且不含麩質。營養人類學家指出，苔麩草與其所製成的因傑拉，讓衣索比人在缺乏維生素的地方仍能成長茁壯。

我上回聽說苔麩草的穀粒和穀粉都禁止出口，衣索比亞要全部保留。不過，出口因傑拉是合法的，每週兩次都有好幾百捲在多倫多卸貨。像我們這種愛吃的人，都知道載著因傑拉的航班何時抵達。

我離開家鄉幾個月，回國之後最常被人問到的問題，就是在不知該怎麼說的「過得如何？」之後，回答「你吃什麼？」在衣索比亞就是吃因傑拉，沒別的選擇，你非得愛吃不可。幸好我愛。在蘇丹是吃豆子和馬鈴薯，這搭配我就沒那麼熱衷。在肯亞，達達阿布太乾燥，除了駱駝之外沒有其他動物能生存，因此我們吃駱駝。即使是在最炎熱的月份，牠們也會經過散落在沙漠中宛如白色的船難殘骸的牛骨，朝我們走來，而我們就燉煮堅硬的駱駝肉。經過漫漫長路，駱駝肉吃起來很乾。

那邊的廚師說，在宰殺駱駝之前，必須取得牠同意。如果駱駝同意，牠就會彎下頸子，流一滴淚。如果牠不同意，頭會從刀刃撇開，而你得解開韁繩。在鐵絲網另一邊的人是吃高粱，或什麼都沒得吃。

我回多倫多之後的第一個念頭，也和食物有關：好多。麵包店旁邊是便利商店，便利商店連著餐廳，隔壁又是咖啡店。在以戲劇化的結果解決糧食不足的問題之後，我們又創造出另一個問題：暴飲暴食。

我們什麼都擁有得太多。我有個朋友因為病人無法停止暴食，於是幫他們切除部分的胃。他說，等這些病患出院時，大部分的藥都不用吃。在聖米迦勒醫院，過量攝取比攝取不足常見多了，無論是食物、酒精或藥物都一樣。然而好端端的人仍研磨有維生素和微量化學物質的蔬果昔，盼能填補新發現的營養素缺口，攝取得比以前都多。

這個出血的男子可能因為缺乏某種物質，導致骨髓失靈。我的朋友吉娜是衣索比亞的血液學家，說她三不五時就看到這類病患。這裡沒有街角商店，也沒有冰箱，人們必須吃周圍種植的東西，而多數人都種植單一作物賺錢。如果種植太少其他作物，或是陽光比平時多躲藏了一週，那麼食物就會缺乏變化。她說，只要有簡單的維生素，細胞幾個月就會復原。

你可能幾乎忘了，如果生命缺乏茁壯的條件，將會變得多麼脆弱。我曾認識一個男孩，他母親將他綁在背上，走著漫長與危機四伏的路途，遠離戰區。他幾個星期來的飲食都沒變——啥都沒得吃。他脫皮。我們給他母親柔軟的毯子，因為每回我們幫他翻身，他的皮膚就會從背上脫落，宛如衛生紙黏在溼的擋風玻璃上那樣黏在床上，然後乾燥、飄走。他皮膚下的身體慘白，每個東西都在掉落。他不吃，也不哭。我們把營養豐富的奶從鼻子灌到他胃裡，但胃也留不住奶水，二十分鐘後就完全從另一端流出。

我從未見過這種問題，我的教授在學校也想像不到。我想為這問題找答案，於是閱讀教科書、搜尋「全身脫皮」或「廣泛上皮脫落與營養不良」的學術文章。我能找到最接近的答案，是一項個案研究：胃腸科醫生在平面上裝攝影機，幫飢餓孩童的腸道拍內視鏡，把食物拉進身體的細胞（壓扁在載玻片上）在顯微鏡下看起來蒼白、虛弱與褪色，看起來和慢性發炎的貧血類似。外在的皮、內在的皮，全數萎縮。

一天早上我來上班時，他家人已經把他帶回家，讓他在家裡嚥氣。我之後不久就離開，搭機到日內瓦。我行經販賣海藻與鹼性水的商店，走進無國界醫生的辦公室。我和其他四人坐著，把所見的事和少數能懂的人談談。

我慢慢走上緩坡，朝著急診室前進，從保全人員忽略的一群病人身邊擠身。我看見我的團隊圍繞著這個流血的年輕人。他的眼睛是白的。他在角落發抖，罩衫上有新的血跡。沒有血小板。他需要更多紅血球。我們派人展開漫長的過程，盡力尋找，無論是懇求、借用都行。接著，我們往下一床前進。

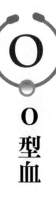

O　O型血

這是一種血型，是通用的供血者，它的細胞表面沒有A型或B型血的蛋白質，因此進入新的身體之後，就不會被認出是屬於其他人的血。

我們需要一些O型血。

我站在那名失血男子的病床邊，看著僅存的血在點滴中往滴下。

滴。滴。滴。

一排紅血球滾向亞米德。雖然他有黑皮膚，卻和鬼魅一樣慘白。我確信「和鬼一樣慘白」的說法，並非源於階梯頂端透明如紗的幽靈，而是剛死的人發白的嘴唇。

滴。滴。……滴。

有滴血懸在那裡，沒有滴下。我用手指轉動管子。血懸著不動。你得隨時留意。我是在蘇丹學到該怎麼做。那裡的風很熱，血液會卡在管內，無法流入病患手臂。我拿個針筒，裡面裝點生理食鹽水，沖洗點滴。於是點滴又開始緩緩流動。一名護理師點點頭。

有個年輕醫生和我一起。她是美國人，來到阿迪斯阿貝巴一個月，學習如何在這情況下行醫：分秒必爭，卻毫無資源。她臨時前來，無人監督。我某個下午看見她，她從別人的肩膀後方窺視，想辦法融入。

「你怎麼知道何時下得了班？」她低聲咕噥，看著我們身邊所有病人、看看錶，然後和我一起看著點滴。

畢魯克站在失血男子的床頭，解開一張氧氣面罩。他將透明管線繞在手上，設法順著線路，看線如何連接到一整排磨損的金屬筒——那排圓筒宛如圓形紀念碑，放在病床後。他傾聽一條管子有沒有嘶聲，然後放下，再聽另一根管子。

病人呼吸急促，心跳將近一百五十。菲諾告訴我，他也開始便血。或許血根本不是來自他的鼻子。

還是沒有血小板。

「你那邊怎樣，畢魯克？」

「可以告訴我血氧飽和度嗎？」他說，流著汗，伸長脖子，想看看幾床外的螢幕上顯示的數字。我們把線路拉得長長的，連到這年輕男子的手上。

「讀不到，」我說。

「靜脈注射順利嗎，菲諾？」

「還可以，」她說，朝男子手肘彎腰，把塑膠套管滑到針上。護理師遞給她透明的點滴管路，她正把管子拴上。

「他那隻手腕上有脈搏嗎？」畢魯克問。

「等一下，」她說，把點滴用膠帶固定貼好。她感受病人手腕內側、摸索、暫停、搖頭。「微弱。」

血壓很低。他的失血量超過我們能給的血量。那單位血眼看就要告罄。今天醫院缺血。下午菲諾又去了手術室和血庫，才要到這袋血，但剩下的血必須要給開刀房。這套系統仍盡力把街道上的人安置進來，讓他們活得夠久，需要更多血。

「股動脈脈搏？」

她戴著手套的手用力按壓這男子的骨盆。她點點頭。

股動脈比腕動脈粗，即使血壓低也能感測得到。如果沒有股動脈脈搏，菲諾就得測他的脖子。如果連脖子都沒有脈搏跳動，就表示心臟太空虛，連送出幾公分的搏動都做不到。

他吸氣時嘆息顫抖。畢魯克把流動閥接到新的氧氣筒上，封口破裂時一股空氣噴出。他把一個用過的面罩拉到亞米德臉上，他的鼻子裡塞了兩根紗布卷。

A：目前還可以。

B：不好。

C：很糟糕。

更多鹽水注入他的血管，讓脈搏能滿，雖然仍完全缺乏他所需要的豐富內涵。

D：有藥物來減輕他出血的胃部酸度，以免胃酸溶解血栓。雖然經過證實沒什麼用，其實是完全沒用，只是用這藥不太可能有害。護理師已前去藥房尋找。

我五年前第一次巡到這層樓，那時雅克里路就在一旁。當時，櫃子裡幾乎沒有藥物，用來電擊停止跳動的心臟的去顫器也壞了。沒有吸引器，也沒人知道該怎麼用。

「這情況都會改變，」雅克里路承諾。不知怎地，的確改變了。另一所大學帶來了監測器、訓練材料與設備。教育部帶來了學生，衛生部提供醫材。我們派了教師。雅克里路說服五名學生，加入這沒人聽過的專科，解決沒有人知道存在的問題。十二名護理師進了急診碩士班就讀，其中一名就坐在前面，測量血壓、詢問問題。

架構慢慢浮現。上星期，有個年輕男子進了前門，嘴唇和眼前這位一樣蒼白，胸前有一灘血，因為螺絲起子刺穿心臟。菲諾做了超音波檢查，看見從心臟的洞流出的血，在纖維性心包膜累積了一層，壓迫到心臟，導致心臟無法好好跳動。

她和我雙雙戴起口罩，跑到兩層樓上的手術室，直接闖到一個在做最後縫線的外科醫生面前，把她嚇了一跳。她把縫線很快打好結，為這男子清理檯面，幫他開胸，關好心臟上的洞。不過這個洞穿透心臟血管，而這血管收緊時，他的心臟顫動，結果還是不治。差一點，就差那麼一點點。

亞米德在我下方顫抖，氧氣在他臉上發出嗖聲。畢魯克在面罩邊緣貼上白色膠袋，以免面罩滑落。

到這時，急診尚未獲得優先權，雖然這裡的病人情況危急。上個星期，我到地下室的小修繕室，看還需要多久時間才能修好心電圖儀，卻發現有兩個人在修辦公椅。

我從來沒想過自己會這樣，研究起各種不同的修復需求類別。我以為只要在叢林中行醫，幫病患檢傷分類，有時間的話就寫下他們的事。但眼前情況和體系有關。就像靜脈把血液送回心臟，也有一條路徑讓救護車把傷者送來修復。許多救援努力功虧一簣的原因，在於做法鞏固了階層的存在。這些努力未能創造自然而然成長的空間，而是從別的地方取來許多片段，拼拼湊湊往頂層疊加。這些片段無法連接起來時，提供援助的人就責怪環境。然而，生命不是依照直線前進的，而是輪廓會逐漸浮現。

點滴停了。這包血已經用盡，裡頭只剩下一抹痕跡。男子的心跳下降到一百二十。他臉上原有的驚恐已經消退。

菲諾、美國人和我坐在診療桌，討論從這男子的反應來看，應屬於哪一類休克、他可能失去多少血，還缺多少血。我告訴她們，這估計值是來自當初以灰狗做的實驗；研究者把灰狗割開，讓牠流血致死。妳們知道嗎？她們搖頭。在一次大戰時期間，醫生就會讓像這位男子一樣的病患流血。妳們相信嗎？她們無法置信。

「沒人接，」畢魯克說，掛上電話。他打電話給能把攝影機放到這名男子的胃部，判斷胃部是否有止血點的人；全國只有六個人會這技術。

有個住院醫生從角落走來，臉上露出大大的笑容。他一手是一包鮮紅的血，另一手則是更大的戰利品：一包禾桿色的血小板。

「我在血液科門診找到的。有個病患沒來輸血，」他說著，得意地把這兩包交給畢魯克。畢魯克從病床後喜孜孜地前來，拿了這兩包血，放到桌上，給年輕醫生一個擁抱。

「瞧，詹姆斯醫生，」他說，依然握著這年輕男子的手，「這傢伙很厲害吧！」

我同意。這兩人把袋子掛上，開始把細胞滴回。

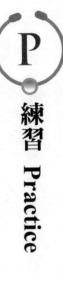

P 練習 Practice

我把細棉布蓋在十三歲女孩的臉上，走到醫院陰暗的走廊，步上四階樓梯，尋找些許光線。

門邊，有個頭巾上以鮮豔亮片裝飾的女子對我微笑，低低背著漂亮的娃娃。窗框內，兩個愛侶手牽手，欣賞下方綿延的城市。我一手放在寬大的窗台，陽光把這裡曬得溫熱。努力把讓人疼痛的事物，清清楚楚寫下來。反正海明威是這樣說的。日落、低聲呢喃、那些在我下方五層樓攜手走路的朋友已生病。一名女孩戴著大了兩倍的面罩，露出驚慌眼神。

或許該說**狂亂**。她抓著媽媽，先是害怕，之後疲憊。記得嗎？那種感覺向來會感染。即使到了現在，我仍想一拳打破前方這扇窗，讓清涼的空氣流入屬於它的地方。

一名年輕醫生問，你們錢夠不夠到私立醫院的加護病房？我們的已經滿了。

你已知道接下來的事。家屬離開，算算有多少錢。

她腎臟衰竭，現在呼吸也是。我看監測儀，心電圖又寬又不規律。很快就會消失。

我們給了她手邊的資源，但是沒用。我背對著她。她閉上了眼。

她沒辦法再這樣呼吸多久了。

我要去找氣管插管工具。

若無法眼睜睜看著又一人當場死亡，我們就會拿出插管工具箱，為了更好的來日練習。我把手放在女孩削瘦的肩上。我說，沒事，妳會沒事的。

她在我手上喘息，然後對我說話。她說，我太累了，交給你。接著停止呼吸，吐了一加侖的水。

我將她放下，讓她的小臉側向一邊，任由她吐在我鞋上。她的頭部恰好和我的手一樣大。我摸她脖子，還有脈搏。

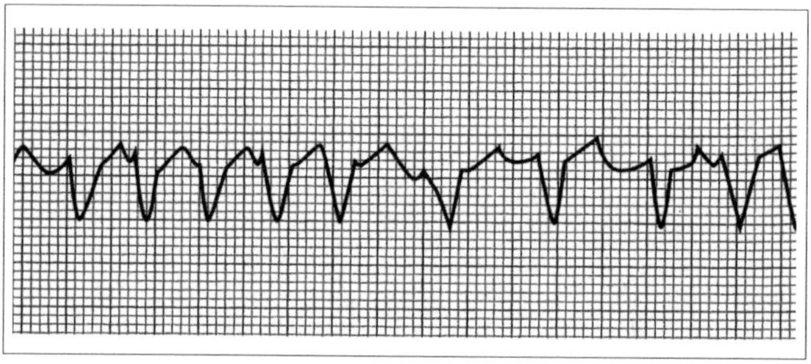

戴維，過來。扶她的頭，看到沒？就在那邊。別把葉片抵住她牙齒。不對不對，你放太斜，會弄斷牙齒。拉起來，朝旁邊空間。很好。

他把管子插進她氣管，她心臟停了。

我指著護理生，你過來，開始CPR。

快一點。深一點。

站到椅子上。

床太軟，我們無法按壓到她的心臟。一名護理師拿著櫃子門板跑過來，塞到女孩身體下方，這樣我們才能靠木板支撐，壓她心臟。

請給腎上腺素。

心電回來，又消失。在搖動過程中，靜脈注射從血管彈出，女孩手腕出現一個小水球。她上下彈跳時，我將一根針用力插進她鼠蹊部深處，尋找任何我看不到的血管。我插到骨頭。那感覺很難忘，是平滑刮過，完全不對。我把針抽出來再插一次，用力拉出針管，但沒有血。我看她的腳。

那是小女孩的腳。看她腳趾上塗著的紅色指甲油就知道。顏色已經龜裂褪去，只剩下斑駁的色塊。

令人發痛的，就是這些小事。這些小事猶如窗戶，讓你望見更大、大得多的事情。

有人在她手腕找到血管。

請給碳酸氫鈉。

脈搏？等等。對，我感覺到脈搏。脈搏回來了。好，停止CPR。又沒了，開始。停止。開始。

脈搏就是不肯停留。我們花了一個小時在櫃子門片上，來回換手，跨在她胸膛，用腎上腺素與阿托平，但沒有人願意離開，即使她雙眼已放大到死者的瞪視，紅色腳趾下的皮膚已慘白。

停止CPR。

我們從布簾後走出，找到在走廊緊緊聚成一小圈的家屬。戴維告訴他們這情況。他的叔叔用英語說謝謝，眼中泛淚。家族的同輩手足點點頭，對、對、謝謝你。我點頭示意，卻一頭霧水。

謝什麼？

一名護理師把女孩身體下的門片抽起，繞到角落。

戴維和我坐在急診室走廊後方的狹小辦公室，方才協助CPR的護理師與醫學生也一起。我們討論剛剛發生的事，以及之後該怎麼做會更好。

如果插管設備更近一點就好了。

對，還有吸引器。花太久時間了。

要用中心靜脈導管取代小小的靜脈注射。

血液。

超音波。

呼吸器。

血液透析。

我們沉默不語。門外是急診室的呢喃。

有人問，有看見她腳趾上的甲彩嗎？

每個人低聲說，有，有。

這一兩天，安排個心肺復甦術練習吧。

好、好。

大夥兒起身，護理師魚貫而出。

我喊道，戴維。

是的，詹姆斯醫生。

我說，悲傷很重要。他點點頭，走回急診室。

這一天，大家又繼續忙別的事。另一名女子花了好幾天路程，終於來到急診室。她心臟過大，每次搏動都會顫動。我們讓她心跳變緩，手腕恢復血壓。一名男子一個月前被狗咬，太太將他送醫。我們給他一瓶水，他就嘔吐。恐水症、狂犬病、有生命危險。我們一轉身，他就離開了。一名婦女在椅子上癱坐，她發現我在看她，就似笑非笑，翻翻白眼，直到只剩下眼白，旋即往一邊癱倒。我們把她移到地上，她眼睛倏然睜開。

午餐後就沒見到戴維。今天該下班了。畢魯克與其他資深住院醫生不像之前那麼常待在這。他們正在準備考試，因此只上夜班。他們晨會之後就離開，揮汗如雨研究起以陌生語言寫的複雜教科書。

輪到菲諾扛起最重的重量。對其他多數醫生來說，越資深，義務就越少。在急診室就和手術房一樣，較嚴重的病例需要高手，知道如何從女孩瓷器般潔白的牙齒抽離。這是一輩子的練習，要一個人接著另一個，傳承下去。

我走下樓，回到急診室，經過中庭時看到人群朝專科門診聚集。穿白色長袍的女子排了三排，有些人抱著嬰孩站在牆邊。

我看見菲諾。她今晚值班，正在記錄急診室四周的患者情況。失血的男子、心臟不規律的女子。她拿著筆，一邊走一邊點頭。日光逐漸黯淡，窗外緩緩變黑，玻璃映出在觀察與等待的眾生。

靜室 Quiet Room

醫院附近的馬路兩邊，禮儀公司林立。做生意最重要的就是地點、地點、地點。我盡量當作沒我的事。棺木的紅色絲絨上繡著漂亮的金色線條。在其中一間店外，一名父親把昨晚的因傑拉舀進兒子的盤子裡。從父親到兒子、從搖籃到墳墓，這些人總有一天也會進入他們漂亮的棺木中。

我曾問母親，她想要如何下葬。媽媽說，包裹屍布就好，讓蟲子直接鑽到我身上。

「醫生！」

有個男人敲敲他棺木的側邊，告訴我那口棺木多堅固。我點點頭，表示欣賞。

他怎麼知道我是醫生？

我繼續往前走。

沒淨化完全的石油散發出淡淡金屬味，融入我的血液中，深入我體內最小的空間。我旁邊的汽車按喇叭，卡車隆隆駛過。人們在車流間快速穿越馬路。走到底，還有人聚集在街角，賣茶或炸麵包給移民部外長長的人龍，這時有三位女子從我身邊擠過，臉上掛著笑容，手上的茶壺冒著蒸氣，她們衝向停在路上的忙碌巴士。我和平常一樣暗自承諾，總有一天要買下所有麵包，讓她們早點回家，但我從來沒抽出時間買。

醫院大門、一群群學生攜手前進，靠在彼此身上嘻嘻哈哈。我對認識的學生招手，停下來幾次與他們碰肩。在急診室附近，有個女子發出哀號，之後我看見她。她朝急診一扇開著的窗戶外的石子路低下頭。她又跪著起身，之後又趴到地上。

她母親、父親、姐妹、女兒。

我拍拍穿藍色外套的保全人員肩膀說，亞貝特。他盯著這女子，然後打開急診室半開門的門閂，讓我進去。疾病的氣味撲鼻而來。

忙。更忙。總是越來越忙。

一名年輕男子的超音波，顯示他的心臟在一袋水中猛烈搖晃。菲諾慢慢引導一根針，穿過他扁平的胸膛。病患與我們一起看螢幕，白色金屬在螢幕上發光，停在塌陷的肌肉旁。菲諾拉出針管底端，針管馬上充滿棕色液體。我們抽了幾乎一公升，而他頸上原本浮腫的血管變平了。他的呼吸輕鬆了，我們也是。

亞米德回家了，口袋裡裝著維生素。他不再流血。是上天保佑，加上血小板。他的病床現在躺著腿部有問題的人，發紫到膝蓋。

循環問題。他從昨晚截肢。今天他包著繃帶，痛得皺著一張臉。我花一分鐘細看他剩下的腳，感覺涼涼的，而從我眼角餘光的某個角度來看，看得出有點發青。我想，他連這隻腳也不保了，但我沒說出口。

一名男子沒了呼吸。他是在路上被發現，身上有瘀傷，可能是遭到毆打，也可能是被車撞，沒有人知道。我們花了許多時間救他，盼他恢復心跳，但他瞳孔放大，不再對光有反應。沒有人哀泣。

我飢腸轆轆離開急診室，想吃午餐，但一名男子走到我面前說，「我麻嘛……我麻嘛……」，指著我背後。我說，她怎麼了?男子淚水湧上眼眶。他已搬出所有會說的英文。

她呼吸又快又淺。菲諾已在床邊。

「Clear，」她說便往下瞥看腳邊，確定身體沒碰到綠色床架。

「Clear，」她對十幾個穿著白袍的學生說，他們圍繞在無窗的急救室，擠在門邊。緊張的過程引來各種關注眼光。

「Clear!」她對大家最後一次警告，電擊板就在老婦人跳得太快、無法完整跳動的心臟上方，菲諾按下按鈕。

砰。婦人身體一彈，一條手臂揮過軀幹。大家望向監測儀，但菲諾與我把手指放到婦女的頸子上的喉結旁，也就是肌肉呈Y形連結的地方。很輕鬆就感測到了脈搏。現在是八十，正常了。

「不用CPR，」我對站在凳子上蓄勢待發的護理師說。

「抱歉，」我對菲諾說，旋即後退。

她等我繼續，但我保持靜默。

老婦呻吟，虛弱舉起手臂。她兒子走上前，引導她的手放下。她緊握兒子的手。

在解剖課上，我們早早就學到一課。你可以把一個人分開，切穿肌肉與筋膜，直抵彎曲的心臟，也可以從漂浮在桶子裡的足部取出一個，檢查神經與肌腱如何密切相連。但你會一直戴著手套，因為那和我們的太類似。

婦人一動，監測儀上的心電圖就抖動。這是少數幾台零件還在的心電圖監測儀。電線已經不見了。我們不確定是病人趁著無人注意，把電線拆了，或是有護理師拿走。什麼東西都可拿去市場賣。

婦人的女兒在門外徘徊，穿著緊身牛仔褲，手肘上掛著包包。一名殘肢流著血的男子在這房間唯一的另一張床，靠著手肘撐起。他的擔架床是焊接成的金屬方塊，我們幾分鐘前才推到牆邊，挪出更多空間給這麼多人。他的尿袋裝了一半深色尿液，在床架邊晃蕩。

空氣很悶，這裡沒有窗戶。

「你認為她為什麼會反覆心室心搏過速（ventricular tachycardia）？」菲諾問一個資淺住院醫生，意思是指她剛才電波短路，快速不穩定的心律。

「梗塞？電解質失衡？毒素？」他回答。

我們可能永遠不得而知。這是第三次電擊這位婦女。今天早上她還在說話，現在只能喘氣，不久就會死亡。

她的心跳開始漏了幾次，我們後方的監測器嗶嗶響。

「有沒有哪個家屬會說英文？」

那個攔下我的兒子搖頭，至少他還懂得這句話。

菲諾把老舊機器的去顫板換掉，用棉花擦去婦女乳房的藍色凝膠。電擊時的電流燙傷了她的皮膚，形成兩個和手一般大的紅色三角形。菲諾幫她把衣服拉回脖子。

「我們到走廊談談，」我說，離開好奇的臉孔、護理生、以手肘撐起的男子的瞪視。一名護理師留下來觀察，以免她拉扯線路。

在走廊上，菲諾和他們以阿姆哈拉語說話，聲音輕輕顫抖，項鍊上的十字架在她鎖骨之間閃亮。我什麼都不懂，卻知道她在說什麼。

他們仔細傾聽。這是人們最專注的對話，他們全神貫注聽她說話。

令堂的生命已經到終點了。很遺憾，這一天在今天到來。她的心臟虛弱，我們不能一直像剛才那樣電擊，不然會讓她痛苦，也無法挽救身體出的狀況。她走的時間到了，或許會在幾分鐘內，或許是幾個小時。幸好你們都在，陪伴著她。我們會——

一名護理師在她耳邊輕聲說話。菲諾傾聽、點頭，繼續說話。家屬站著、瞪視，兒子拿著諾基亞手機，像是麥克風一樣伸向她。走廊很窄，人來人往，從我們身邊擠過。菲諾放大音量，確保聲音能蓋過急診的喧鬧。

我有個主意。

我離開，在走廊上轉動一扇又一扇破舊灰門上的手把。鎖著、鎖著、可以開。地上有張床，用報紙遮住窗戶。這是夜班住院醫生的房間。

我再試著打開另一扇門。一群護理師從午餐上抬起頭。

鎖著。可以開。

這是設備、管子與機器的墳場，堆滿慈善的骨骸。可以開。一張沒鋪床單的擔架床位於磚頭上。陽光照進窗戶，地上有熟石膏。是骨科幫人打石膏的房間。這裡有點髒，不過……我把窗戶打開。陽光照得我臉發熱，空氣清新。外頭的樹梢上有鳥兒啾啁。只要門一關，就能幾乎忘了這裡是醫院。是個告別人間的好地方。

至少是個比較好的地方。我把一塊塊石膏踢到地板中央，用手刷掉房間裡唯一一張椅子上的灰塵，揚起的白色塵埃在空中漂浮。

我決定把那位婦女及家屬移到這裡。接著，我就去找掃把。

菲諾已經和家屬談完，現在又回到黃色的急救室，來到病床邊。那裡嗶嗶聲迴盪，還有一小群學生交頭接耳，等待更多電擊。斷腿的男子苦著臉，手放在大腿上，設法轉過身，即使轉一點點也好。一個朋友在他身側，一手幫他轉身，另一手則拿著裝一捲捲X光片的塑膠袋。

我找了正在倒垃圾的清潔工，把她拉來這房間。我清理桌面，她擦地板。我在一張病床旁找到一張空椅，於是把這張椅子帶進靜室。

多倫多也有靜室，但不是讓病人在那邊嚥下最後一口氣。那是讓家屬進去，聽我們宣布壞消息的地方；父親可悲傷得哭倒在地，沒有其他人會看到。那裡沒有窗戶，角落有假盆栽，椅子可供八人坐。

除了讓家屬進來，速遞員與清潔工也會在休息時間，一起坐在這嘻笑，分享彼此手機裡的影片。他們若看到護理師領著家屬靠近，表情就會變嚴肅，低頭離開。

我待過的醫院都沒有臨終室。應該要有才對。我的朋友瑪格麗特告訴我，在剛果有「哭泣室」，但那是給需要動手術卻不能麻醉的人使用。對隔壁那位石膏上有血的男子而言，這裡就是他的哭泣室。

差不多乾淨了，消毒水的味道飄出窗外。門太窄，那位婦女躺著的擔架床進不來。我們得把那婦女搬進來。她可躺在原本的黑色塑膠床墊，像躺在毯子一樣把她抬進來。

我回到急診室的主診療區，病人在咳嗽，家屬用湯匙舀燉菜，送進母親們的口中。我找到畢魯克。實習醫生包圍著他，還有一名拿著信、表情擔憂的男子。我打了岔，告訴他我的計畫，要他多找其他人。幾分鐘後，我們六人準備動身。我告訴他們是哪間房間，他們點點頭。

菲諾從醫院某個遙遠樓層回來。她和同事成了炙手可熱的奇才，即使在急診室外也是如此。他們會做超音波，也能在出血的病人身上找到其他人遍尋不著的血管。我請她通知家屬要搬移。她停頓一下，看著畢魯克，之後同意。

我知道那一眼的意思，含有不情願的意味。我學到要留意這樣的眼神。

曾有退休的匈牙利醫生，未曾在病床邊多花點時間，就急著要教導關於抗生素的事情，迫使住院醫生放下急診室的工作，坐到教室裡。曾有個非政府組織來訪，提供產科超音波課程，因為這是他們要做的事。座位上越多人，捐贈者就越覺得場面好看，搞得菲諾在一次週末休假時，得花四個小時的來回時間搭巴士，到教學現場，即使我們的超音波儀器上根本沒有婦科探頭，急診也不幫孕婦看診。某遙遠大學的學者得到經費，必須要花完，以免以後申請不到，於是告訴黑獅醫院她想做什麼，而不是詢問醫院需要什麼。她和同事發表報告，訴說自己的成就，卻隻字未提非洲作者。上星期一名來自荷蘭的神經外科醫生，年紀已經不小，灰髮都從手術帽探出，應該比較有概念了。不過，他站在急診室中間自拍，背景是他從未碰過的病人，當時畢魯克站在護理站，設法幫年輕母親籌錢做電腦斷層掃描。

我把他倆拉到一邊。「這是好主意嗎？」

他們彼此對看。畢魯克聳肩。

這表示不好。

「我以為他們會喜歡隱私，遠離那麼多人和鬧哄哄的機器。你們知道，那房間很乾淨，有陽光，還有鳥。」

現在聽起來很愚蠢。

「對，是好主意，」菲諾說，「不過這些人會想知道，能做的都做了。最好讓她在那裡走，不然好像我們不在乎。」

我找來的那群實習醫生在門邊等，準備把婦女移過來，或回去工作。

畢魯克說：「如果有病得更重的人進來，需要床位，我們可以移動她。否則的話，我想菲諾說得沒錯。」

「好吧，我了解。抱歉沒早點問你們。」

他倆點點頭。畢魯克解散了實習醫生，他們鬆了口氣，分頭離去。

我們決定不再電擊。她雙眼閉上，手鬆鬆地放在身側。我們把面罩鬆鬆戴在她臉上，純氧在她口部上方咻咻打入。我們讓家屬在床邊，三不五時抬眼看監測儀，因為心跳不規律時它就會發出嗶嗶聲。

我坐在護理站後方，肚子咕嚕響，謙虛看著在簾子後方白袍閃過的影子。要說我以這些人為榮很困難，因為那不是我的功勞。但每一天，每當我看見這些醫生在滿是病患與憂心的人的樓層巡視時，心中便有類似光榮的感覺油然而生。或許是敬佩。或許在參與美麗的事情時，會感受到那股敬佩，之後才會覺得光榮。

S 體系 System

我們昨天幫住院醫生舉行期末測驗。雅克里路、亞絲芙、席賽是他們驕傲的衣索比亞老師，他們雖然沒當過住院醫生，卻了解這些字母及如何幫助病患。來自威斯康辛州的急診醫生珍妮絲也搭機來加入我們，她所任職的大學同樣在盡力培養急診醫生。

這些住院醫生身穿西裝與洋裝。畢魯克第一個。我們握手，他掌心冒汗。他在地下室教室曾聽過許多故事。珍妮絲與我告訴他，假設有一名孕婦遭巴士撞上，命在旦夕，腹中有胎兒。和我們老師告訴我們的故事一樣。

「首先，我會把她帶到急診室的外傷急救區……」說的好像真的有這個地方似的。我在答題紙上打個勾。

「……然後幫她接上氧氣、監測儀，完整檢查生命徵象……」

尋找線路、忙著找個可用的血壓計。打勾。

「……兩條大管徑點滴，流速調快。叫O型陰性血……」

離開急診室，從走廊跑到血庫，但血庫大門深鎖，管理者離開或在家。打勾。

「她的生命徵象是什麼？」他焦慮問道，假設已有大管徑點滴在治療。

「血壓……無法測得。」

「有橈動脈脈搏嗎？」

「只有微弱的股動脈脈搏。」

之後又沒了。沒有血，打電話找不到開刀房外科醫生，只有你獨自握著超音波探頭，掃過子宮，尋找第二個心跳，而護理師、學生、司機慢慢聚集在急診室，最後則是穿著骯髒綠夾克的丈夫，他手上捏著帽子。你幾乎無法移動。

「……我會把病人翻到左側臥位……」

他繼續說，回答了我們所有的問題，只不過這婦女與嬰兒是存在於我們告訴他的世界裡，但他還沒看見。他離開教室。賽布雷坐下，之後是蘇菲亞、葉尼蘭。

「我會把病人送到外傷急救室……」

我們擺出毫無表情的臉孔，每個人考完試之後，都帶著沒有把握的心情離開。雅克里路和我計算分數，大家都通過了。衣索比亞第一批急診醫生出現。

那天稍晚的晚餐時，我站前面，眼前是他們、他們的家人、一小群教授，以及衛生部的代表。我們是在吉恩飯店（Ghion）的舊宴會廳。過去的皇帝海爾．塞拉西一世（Haile Selassie）就曾走過這道門。我談著目前尚未完全達成的事實。

「你們或許認為，急診醫學的重點是你們在復甦術學到的能力，能臨危不亂，或者如何解讀心電圖。其實不是。急診的重點，是一個從不關閉的空間……」

他們聽著，尚未完全感受到九千萬人口的重量。

畢魯克與蘇菲亞會留在黑獅醫院、賽布雷與葉尼蘭回到故鄉，成立急診室。

我一一看著他們的臉孔。這天是大日子，是經過無數嘗試之後才達到的里程碑。為什麼我們不開心點？我無法安坐在位子上，而是不停挪動身體。在今天之前，有一件事實還不清楚，但此刻逐漸浮現眼前。

誰來救**他們**？

當我對呼吸道有足夠的認識，我就可以獨當一面，剩下的就是找個急診室，排個值班時間。那裡有護理師、有藥物、有專科醫生電話待命。我只要出現，抓幾份病歷就行。我是環環相扣的體系中一個可替換的零件，每個人都在這體系中，就算不是我，這體系也能靠著有過類似訓練的人，運作得好好的。

在衣索比亞，走出這昏暗的房間之後，就沒有任何人知道這四個人會的東西。他們現在也還無法展現自己的能力。若離開這國家，他們就有地方一展身手，薪資會是這裡的五倍，甚至十倍。比如盧安達正等待他們最需要的急診人員，那裡有許多的非政府組織，背後有設法和解的政府提供美金與歐元。還有波札那，以及那裡的鑽石礦。他們如果離開，就能拉全家一把，讓他們搭計程車，不必在夜裡沿著路邊行走。在全世界，透過西聯匯回家鄉的款項總是超越外國援助，沒有一毛是鞏固外國人的工作或有隱藏意圖，對於紓解貧困更是有幫助。

從今天來看，未來仍舉步維艱，充滿不確定。未來，有我日益關心的人的人生。未來應該通往何方？

我看得到兩條路。其一，在這乾爽的秋日，經過許多嘗試與磨難之後，靠著因為兩名男子與兩名女子奮力而為，情況出現大幅改善。他們比任何地方的任何人更清楚需要什麼，才能在這貧困國家中挽救失去的生命。他們不僅握有知識，更擁有視角。他們站在貧病恐慌的人潮邊緣，看見（或許看得太清楚）需要什麼——多少外科醫生、多少血、什麼樣的疫苗、需要多少石膏才能治療所有斷裂的骨骼，以及需要多少拐杖來支撐。

有些人留在急診室，擁有自主權，每一天做出小小的改善。只要有機會讓事情變好，那麼就算只是能造福自己與病人的些微改變，就足以彌補微薄的薪水，讓他們覺得不枉此生。雖然他們賺的錢不足以旅行，但日子過得下去，在這裡或其他地方休假一週，大部分時間能準時下班。女醫生告訴女住院醫生如何有孩子、當急診醫生，並保持健康。學生開始準時前來晨會，有些甚至為了學習，連午餐都沒吃，肚子餓得咕嚕咕嚕叫。蘇菲亞獲得教學獎。

有些人學習科學語言，計算治療時的p值[1]與數字、下載幾份報告，看看其他人寫過的類似醫療途徑，與他們聯繫、避免重蹈覆轍，並發表自己的研究。住院醫生進行一項研究計畫，把城市中行人遭撞的地點標示出來，進而促進減速丘的興建，之後則是路燈，最後是行人徒步區。需動手術的頭部受傷率下降。

吉羅與雅克里路說明風溼性疾病造成多少人早夭與經濟損失之後，獲得經費支援，推動國際性的風溼病預防活動。狄米利希受到鼓舞，與衛生部發表國家共識指南，說明在經費不足的情況下，控制心臟病發作的最好作法。曾罹患心臟病的人回歸工作崗位，開著蒸氣壓路機，把人行道壓得平坦。這指南裡只有學名藥，但不只在阿迪斯阿貝巴發揮功用，甚至在阿

1譯註：統計學的概念，意指某個假設為真的機率。p直越高，某假設為真的機率越高。

斯馬拉（Asmara）[2]、朱巴（Juba）[3]、奈洛比（Nairobi）、永珍（Vientiane）、多倫多（Toronto）。推出必備藥物的公司蓬勃發展，侵蝕了僅仰賴富人賺錢的公司的利潤。貧富界線模糊了。

阿迪斯阿貝巴成立越來越多急診室，其他設有醫學大學的城市也跟進，接下來則擴展到鄉間，爾後人們聚集喝黑水的難民營也有了急診室。各處急診室完全聯繫起來，成為急救網絡的各個節點。這些地方從需求出發，生態足跡很小，效率卻非常高。沒有水浪費。

護理師在急診室留任的時間越來越久，甚至以此為人生志業。在面對精疲力竭的生活時，有些人學到如何處理。急診室得到越來越多人關注，因此監測儀器都有線，破損時也會有人發現，當天修好。急診室忙碌的活動，催生了地方經濟。

販售超音波的南非人贊助年會。一間衣索比亞的製藥公司（隸屬非洲財團）推出利什曼病（Leishmaniasis）[4]的新藥。分別來自坦尚尼亞三蘭港與阿迪斯阿貝巴的兩個二十歲醫學生物工程師，用舊輪胎當作材料，以3D列印做出頸圈。

住院醫生的陣容增加，相當搶手。不久，阿迪斯阿貝巴就需要第二個急診學程，甚至成立第三個。狄米利希在距離阿迪斯阿貝巴一天車程的阿瓦薩（Hawassa），開設第四個急診學程。畢業生是新領域的專家，這領域事關全球百分之八十的人口。多數學生在自己的祖國找到工作，留了下來。

朱巴的局勢雖然緊張，但有兩年和平，南蘇丹唯一的醫學大學就在朱巴，他們把最優秀的畢業生送往阿迪斯阿貝巴。經過四週的密集阿姆哈拉語課程，她展開在急救醫學體系為期一年的學習。華髮早生的畢魯克與菲諾都是她的老師。一旦她學成歸國，就會成立急診部門，並用阿迪斯阿貝巴的課程來訓練住院醫生。

畢魯克、菲諾、吉羅、傑米奇斯成為阿迪斯阿貝巴大學第一批教師，在學校授課，也幫學生安排第一套考試；那些學生就和他們當年一樣緊張。他們訴說一名孕婦在夜裡走路回家，卻被車撞。隔年，他們自己編故事。阿燕申請獎學金，來這裡就讀。

在朱巴的急診室，線路不見了、護理師離職，但仍治療每一個求診的人，無論是丁卡人（Dinka）、努爾人（Nuer）、基督徒、穆斯林，病況嚴重的優先，其他人則是先來先看診。我老了，無法旅行。賽布雷帶著孫子造訪多倫多。

一名服務生來到我旁邊，我把杯子遞給他。

---

2 譯註：厄立垂亞首都。
3 譯註：南蘇丹首都。
4 譯註：利什曼屬原蟲造成的疾病，會引發皮膚、黏膜與內臟病變。

另一個版本的未來則和目前只有些微不同，看不出大幅變動。這四人扛起的重量十分沉重，此外，還得扛起國家的雄心壯志。即使再增加五、六人，卻還是步上過往的殘破之路，回去和以前一樣的急診室。薪水低、值班時間漫長、氧氣筒有問題。越來越多人來到城市，急診室更為忙碌、過度擁擠，窮人的空間越來越少。有越來越多私立醫院成立，黑獅醫院幫助為數不算多的病患時已經捉襟見肘，卻流失更多醫生與護理師。

和以前一樣，病人得等上好幾天，才能固定骨折。等終於輪到他們看診的稀少日子，會碰到一個已經有六項工作、疲憊不堪的外科醫生，然後又被送回急診室，由畢魯克與菲諾照顧。雖然畢魯克與菲諾了解急診醫學，卻沒有太多時間從事，醫術和當初想像的世界一樣褪了色。

急診室依舊是尚未成熟的概念，而不是和呼吸道一樣重要。學生與住院醫生三不五時就得決定誰可以得到床位或動手術。捐贈者扔下更多二手或過時儀器，用個一星期或一年後又得扔掉。來自世界各地的學生臨時造訪，他們都早早下班，去逛市集或買圍巾。學習中心歪斜的門又少了一個輪子，在上課期間卡住，必須從軌道搖晃拆下，才能讓學生出來。這扇門被放在樓梯間下面，和灰色書桌及坐墊破損的椅子堆在一起。

有些畢業生開始翹班幾天。他們現在為人父母，得在其他地方多賺點賺錢。有些人在公立體系待了一段時間，原以為這裡應有發展潛力，但是隨著社群搖搖欲墜，他們也意興闌珊。他們的薪水太低，無法在富人快速增加的城市生存，導致通勤時間越來越長。申請急診醫學的住院醫生越來越少，因為他們在未來的有薪職涯中看不太到希望。

有些急診室在世界各地的大學支援下成立，但彼此間無法真正開始流動。醫學研究開始把焦點放在如何用很高的成本，在千人人力中多增加一個，而不是如何善加分配現有資源。指南是由製藥公司付錢，醫學和金錢的關係緊密交織，幾乎看不出差異。一個加拿大人能健康度過一年，估計需要六萬元。新的指南建議，二十一週的嬰兒就可以實施復甦術。

人們滯留邊界，把孩子放在帳篷醫院外的白色塑膠布，那些醫院是由掛著不同旗幟的非政府組織擁有。他們的醫生閒暇時會造訪阿迪斯阿貝巴，談論這裡多麼四海一家。區域間的不平等越漸增加。阿迪斯阿貝巴的局勢越來越緊張。多倫多大學中止教職員班機，教務長說，因為法律問題而暫停活動。

那名朱巴大學的女子向每年造訪兩次的幾個醫生學習急診醫學，不過鮮少有同一個人來兩次。他們教她關於呼吸道的知識、如何插管、施行復甦、去顫，但在戰略性更重要的國家爆發戰爭與疾病。造訪者變得很少。她後方的走廊排滿罹患瘧疾的男性與流血的女性。她盡力多看些病人，卻很難追蹤所有人。一名在美國的堂兄建議她一起到美國，他可以幫忙找工作。有一天，她不見了。

在宴會廳，雅克里路與席賽正在說最後幾句話，唸出加速今天成就出現的夥伴名字。每個人都起立。拿著手機的副部長與我握手，我們擺好姿勢，拍團體照。

牆上投射出過去的照片。沒有布簾的急診室，這四個年輕醫生彆扭地站在中間。

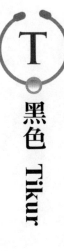

T 黑色 Tikur

只剩下最後幾天，我就要離開了。我把公寓讓給一個加拿大人，他來協助阿迪斯阿貝巴大學建立家庭醫學科系。這條路可能比我的漫長。

我慢慢走下樓梯，注意到新的裂縫，還從窗戶望見一株植物在枯萎。改變在即的時刻，原本沒注意到的細節變得明顯。外頭的石子路上，有幾人在傳遞磚塊，另外兩人在轉動預拌機，水泥噴上他們赤裸的背部。

少了畢業生，晨會安靜多了。蘇菲亞與畢魯克沒來報告值班情況，他們休幾個星期的假，思考未來。我們瞥見他們空蕩蕩的座椅。新來的住院醫生還沒到，我聽說是五人，來自全國各地，有男有女。

上星期，住院醫生在學習中心幫我舉行歡送會。這群在急診室、眼科與骨科輪訓的住院醫生，白袍裝著聽診器與反射鎚，帶著有白色糖霜的蛋糕，上頭以紅字寫上我的名字。他們在一張卡片上簽名，寫幾句令我動容的話。我盡量克制激動的情緒，差一點就成功了。

我說到他們多勇敢，在半夜時分毫無防護地站在病床邊，有時連支援都沒有。但少了他們，床上的貧苦病人將無人聞問，而他們並未……

我得停頓一下。

……並未選擇這樣的命運。而你們站在他們身邊，一同面對苦難，即使無力回天，但那或許正是病人所能得到的最後慈悲。

我講完了。差不多講完；我答應他們，會很快回來。

住院醫生一個個回到工作崗位。吉羅與傑米奇斯留下來，陪我一起把盤子堆好，椅子放回桌子後面。話題從我的打算聊到他們的打算，以及還存在的挑戰。薪資低、醫材不足、還得努力讓同事認可他們也是專科醫生。我告訴他們這幾年來我所看到的變化，最關鍵的一個，是他們能注意到這些問題。這麼一來，問題假以時日都會解決。

「沒錯。這是好消息。」

「那壞消息呢？」傑米奇斯問。

我微笑。「之後還有更大的挑戰。」他們笑了。「對了，你們這週末要待命嗎？」

他們搖頭。

「我有個主意……」

我們約好這天早上見面。聽到這計畫的護理師約納斯也共襄盛舉。他在水桶裡裝了水和肥皂，把病床從牆邊推到一旁。床腳用來拉直病人骨折腿部的沙包不停晃蕩，約納斯和病人都皺著眉，直到搖晃停止。在污垢與病菌底下的白地磚出現了。

吉羅站在梯子上，從天窗上取下樹脂玻璃蓋，上頭累積了多年的灰塵。約納斯與我將舊報紙浸在藍色清潔液，擦去污垢。

吉莉拉是急診部門的資深住院醫生，負責照護病情最嚴重的人。她經過時搖搖頭。「你們真是瘋了，」她開心地說，感謝這群人。

急診室現在風平浪靜。雖然病人還是和往常一樣多，但家屬比週間少，也沒有一群交頭接耳的學生。

「你很快要離開我們了，」吉莉拉說

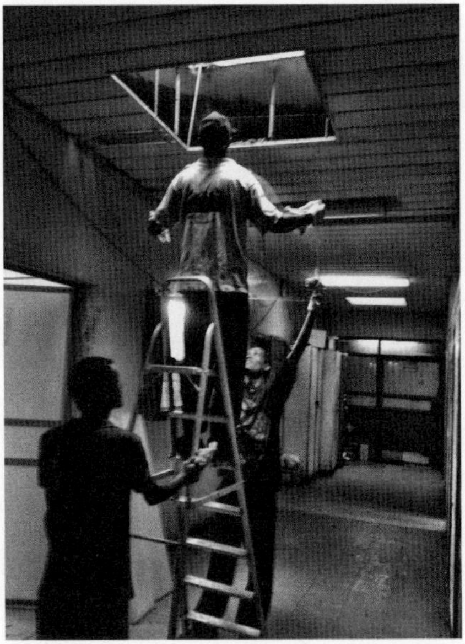

著就加入我們的行列，設法刮掉牆上的貼紙痕跡，上頭的標誌早已褪色。

「明天走。」

「你來到這裡，留了下來，對我們來說意義重大。」

「對我來說也是。」

「你會回來嗎？」

「會。」

玻璃上一圈圈的肥皂痕跡流下來。

一名護理師打個岔，吉莉拉旋即離去。幾分鐘後，她回來了，這時傑米奇斯和我已在第二扇天窗下放置梯子。

「詹姆斯醫生，可以問你一個病人的事嗎？」

「當然，」我說，扶穩木梯，讓吉羅爬上去。

「一個五十歲女性從外地來到阿迪斯阿貝巴，呈現容易瘀血與疲倦。」什麼都很低。血小板也是。

「星期一去血液科門診，」吉羅在上面微笑道，把一個正方形的塑膠板交給我。

我們討論了其他可能性，例如感染、癌症，吉羅坐在梯子底部。從吉莉拉的醫囑來看，她已考慮過這些情況。但能有人談談總是好事。

一名護理師又過來找她。傑米奇斯和我把透明玻璃翻面，擦起另一面。忙了一個下午，我們的手指泛白刺痛。我們站在檢傷分類處，搭著彼此的肩膀，望向急診室。光線從天花板流瀉而下，疾病的氣味淡了些，起碼可以保持幾個小時吧，取而代之的是強烈的阿摩尼亞氣味。這樣很好，這裡或許可說是值得信任的地方。

「好吧，」約納斯拍拍手說，「我得回家了。」

好、好、我們也是。說著就從白日夢醒來，拎起包包，各自往不同方向離去。

我經過醫院大門。叼著牙籤的保全人員露出笑容半起身，之後又坐下。他手上的手機在播放音樂。沒有病人在等。

帳篷住宅的窗戶關著。在山腳下，汽車怠速，吐出黑煙。警察站在前方，吹著尖銳的哨聲，揮手要轟隆車陣前進。

一群孩子在空蕩蕩的停車場來回踢球。球朝我滾來，但我擋得不好，只踢到邊緣，於是球往一邊蹦去。孩子們飛快追過去。

我朝著舊城區皮亞薩（Piassa）前進，我就住在這。班機與時間從我腦海中飛馳而過。我的背包沉重，裡頭裝著文件與書籍，因此我停下腳步，任它從我肩上滑落，放在我兩腿間。我按揉頸部肌肉。

我回頭看看剛才的路。孩子們踢足球，警察穿著制服揮汗如雨，一群人聚在街角茶攤聊天、賣皮帶與護照封套。

要離開這地方了。

我為何而來？

我旁邊的建築陰影下，人們背靠著紅椅子上喝咖啡，觀看相同的情景。

我坐下來。

一名穿著白衣的女子走過來，端著咖啡陶壺及裝杯子的托盤。她頸部與額頭有刺青，和狄米利希送進加護病房女子的一樣。

她昨天在加護病房去世。所幸我們已盡力。

「Buna。Tikur。」咖啡。黑的。

她幫我倒了一小杯。綠色藥草飄上來。

更多孩子加入遊戲，速度加快了。有些人穿著相同的條紋衫，代表同一支球隊。第二場比賽在一旁展開，那是年紀最小的孩童在比賽。他們的球凹凹凸凸，幾乎扁了。一記球飛得老高，又咚一聲掉落在水泥地上。

他們衝向圍籬，身體撞到波浪鐵板，圍籬的鏈子發出哐啷聲。另一邊是一百呎高的方尖碑。那是為了紀念軍人而設，其中有些人遠從古巴前來戰鬥及捐軀。興建、撕裂。兩件事來回拉扯，永遠相繫。

我打電話給朋友伊恩，計畫一下慶祝會。我告訴他，我在寫一本關於急診的書，把急診室視為生命自我照顧的象徵，但不知道如何寫下去。

「記得你跟我說過那位蘇丹的女子，走了兩天的路，一個寶寶的手臂從她身上伸出來嗎？」

「記得，寶寶已發青。」

「就寫她朝哪裡前進。」

我轉動椅子。黑獅醫院的影子切斷地平線。

在阿迪斯阿貝巴，像這樣的婦女還會前往另一個地方，有些甚至遠從蘇丹前來。是阿迪斯阿貝巴瘻管醫院（Fistula Hospital），又依照澳洲創辦者的姓氏，稱為漢姆林醫院（Hamlin Hospital）。我本來不知道有這間醫院，否則我會設法把那名婦女送過去。病患的胎兒常在母體內已死亡（就像她的寶寶一樣），或是在誕生後立刻死亡，然而推出時，在產婦體內磨出一個洞。瘻管正是在產後陰道與膀胱或直腸之間的血管增生，但後來沒有處理。她的陰道流出尿或糞便，於是被移到家裡後面的破屋，躺在硬木板上，以免排泄物流到腳上。我這些年看過幾個病例。洞非常的小，只是婦人的未來就會從這洞崩落。夫婿繼續過日子，另行娶妻，而婦女則由姊妹與朋友照顧，直到死亡。

在某些城鎮，漢姆林醫院的名聲應是口耳相傳，有一天，在半夜或烈日當頭時，這些女人被抬往能修補小洞的地方，於是，她們的人生恢復了。有些人前來時，膝蓋已萎縮成不正常角度，因為她們已一年沒有移動。她們通常營養不良，疾病纏身。院方會先給予照護，直到她們能挺住手術，之後再教她再度行走。一旦她們會走了，就再也不回家。許多人留在醫院工作。院內外科醫生的靈魂人物，是一名一九六二年的病人，她從未上過醫學院，但協助過許多瘻管手術。後來，她開始自己動手術，如今已是世界最厲害的高手。我所見過的諸多奇蹟中，這醫院最了不起，處處都讓你佩服得五體投地。

我很少看到關於那位衣索比亞女人的介紹。她叫做瑪米圖（Mamitu），不知為何我只在《紐約時報》找到一篇文章，非常動人。或許她喜歡低調吧。但是要找上澳洲創辦人的資訊就簡單多了。

我又轉過頭。在黑獅醫院對面的山丘上，紅屋頂的飯店占據整座山丘。那邊有高大的男子戴著白手套，掀起高禮帽向人致意與開門，而裡頭的天花板高聳。一名女子彈奏鋼琴，一旁擺著酥皮點心與巧克力蛋糕，孩子們在三十呎高的畫作前奔跑得差點跌倒。我有時會造訪那邊，找個安靜的空間或喝杯酒。你彷彿來到了世界的其他角落。

這兩個地方的差距，並非任何人都能靠著步行跨越。或許得花一輩子，甚至一輩子也辦不到。我有優勢，因此能有一份無知，不必知道擋在路上的是什麼。但財富較少、不同性別、膚色或部落的人就知道。無論我怎麼嘗試，仍不知自己錯過了哪些牆。

另一個穿條紋衫的男孩加入其中那群孩子。摩霍克頭的孩子在觀看，雙手交叉、紙盒靠在他們腿邊。

我上星期遇過其中一個。應該說，他現在已經長大成人。我上次在忙碌的餐廳吃午餐時，他和我同桌。

「醫生？」他問，注意到我背包的聽診器。

「對。你呢？」

「生意人。但我也曾經是那男孩，」他說，指著窗外衣衫襤褸的孩子。

他父親去世，後來連母親也離開人間。他在街上遊蕩，設法賺錢養活自己，比如販賣食物，有時也吃這食物。有一天，他越過了不該越過的界線，進了監獄。

「我變得很暴力，」他說，端詳自己疤痕累累的手。

他獨自監禁兩年，每天受到被殺害的威脅。他深信如此。

有人教他閱讀。後來，他得到收音機，從BBC學英文。

「我開始研究心理學，」他說，「了解是什麼造就一個人。我開始了解自己，於是慢慢改變。我發現過往只是自己的一部分，但不是我的未來。我不再那麼憤怒。他們准許我不再帶著腳鐐。」

他的死刑減刑為終身監禁，之後，他開始在監獄安排活動，讓犯人不會無所事事。獄中暴力減少了。典獄官發現後，把他派到另一處監獄，要他如法炮製。二〇〇〇年，在衣索比亞千禧年前夕，總統特赦了成千上萬有心向上的囚犯。

「就這樣，」——這人彈了手指——「我獲釋了。對我而言，監獄或許比牛津更好，因為我讓我的心智獨立，」他說著，以手指敲敲腦袋。

他讓自己自由了。

他起身，將外套披到肩上。

「謝謝你讓我共桌。」

我怔坐在那裡；又是另一名老師。我晚了一個小時回到急診室。有一回，急診室比較安靜，於是我問一些學生，衣索比亞的種族歧視是否和北美一樣平常。他們搖頭，表示不、不，完全不會。穆斯林、基督教徒並肩而坐，有時甚至渾然不覺彼此的差異。那麼甘貝拉州（Gambella）來的人呢？他們看起來像蘇丹人。我曾聽有人說，他們不是真正的衣索比亞人。住院醫生看看彼此，緊張得吃吃笑。

貧與富、老與少、黑與更黑——我們在心中劃分著界線。就算沒有界線，也會下判斷。證據顯示，在美國的急診室裡，黑人得到的止痛藥比較少，連盲腸炎的孩子也不例外。他們得到的較少，是因為醫生或護理師誤認為，雖然闌尾的位置都一樣，但不同膚色的人忍痛程度也不同。老人也是如此。最悲哀是，久了之後，人們忘了他們是可以尋求紓解，他們需要的慰藉與其他人一樣多。

急診室的現實情況，和外頭打造急診室的世界一樣。在我們的時代，顯然我們治療某一個大陸上的富人，再假裝是對窮人伸出援手。

這就是我們造就出的時代。或許人們曾經相信，那個走路前來醫院的女子應和他們一樣得到相同的優勢，但他們已經聽膩了這樣的說法。但我對反面論述卻有更強烈的感受。在我們播下生態浩劫的同時，她已經太晚來到派對。抱歉，我們已經收起來囉！然而，人們不理解的是，當他們拋棄了信念、去相信另一個謊言時，就形同拋棄了那女子所需要的、以及能療癒我們苦痛所不可或缺的要素。

她前往的從來就不是一個地方，而是一個方向——通往合乎道理的世界。

那手臂。發青。

那麼淒慘。

我身邊的街道開始模糊。

影子漸漸偏斜。停車場上的球賽已結束。一個穿條紋衫男孩把球夾在手臂下，和朋友聊天。街頭的男孩離開了。

我往前坐，手肘靠在桌上，張望四周。一名留著稀疏鬍子的男子在等待，他穿著過大的黑色西裝，戴著水鳥藍的領帶，塑膠手提箱放在桌上。年輕女侍一腳踩在混凝土階上，正在數錢，之後放回黑色腰包上，朝向天空舉起一隻手，伸展，手背上的肌腱像電線那樣拉緊。一時間，我全都看見了，隨後又消失。

U 都會 Urban

我常在想，死前會不會有跡象，比如看見什麼或聽見什麼。我手機設了一種鈴聲，是在外傷急救待命時專用的，這鈴聲會告訴我有人重傷。我聽到時心跳會飆到一百，和傷者一樣。

鈴……鈴鈴，鈴———鈴。

我在床上，朝螢幕發亮的手機翻身。是要我打電話給總機的訊息。我拿起旅館房間的電話，按下數字。

「馬斯卡利克醫生，外傷團隊主任。好，我等著。」

我起身，將厚重窗簾往旁拉開，下方就是聖米迦勒醫院急診室的明亮大字。沒有棕櫚樹。直升機的轟隆聲越來越大。

「沒關係……我聽見了，」我說，便掛上電話。

我單腳跳著穿上長褲，先套上一腳，再套上另一腳，再穿上刷手服上衣、抓起醫院識別證，快速走向電梯，按下「一樓」。

我除了在急診值班，現在也加入外傷急救團隊。這工作很刺激，且會花超過五分鐘看一個病人。衣索比亞的經歷讓我想起自己多喜歡這樣。我要把外傷搶救室學到的帶回黑獅。

經過證實，若將特定傷病（例如中風、心臟病）交給有設備的醫院負責，則可兼顧搶救人命與節省金錢。受傷也是一樣。在下方的黑暗樓層，有幾層樓的護理師只照顧傷者，手術室隨時準備就緒，附近就有外科醫生，還有像我這樣有經驗的醫生，確保傷者能生存夠久，讓外科醫生接手。在多倫多，只有兩家醫院負責處理身體撞擊的傷勢，聖米迦勒醫院是其中之一。

越多人受傷、傷勢越重，我就能賺越多錢。真是奇怪的工作。

我要在二十分鐘之內到院，但我住得更近些，就在醫院對街而已。最初的五分鐘最刺激。

我來到街上。現在大約是午夜，空氣潮溼，充滿看不見的春天種子。我在人行道上慢跑，按下燈號變換鈕，跑上醫院斜坡。我在門邊亮出識別證，門嗶一聲打開。整個外傷小組已在房間裡就位。麻醉科、骨科、一般外科、X光與呼吸治療師、兩名急診護理師、一名來自外傷加護病房、幾個醫學生、一個牧師。

「快走、快走，」護理師對窩在救護車擔架毯子下的灰髮男子說，兩單位鮮紅的血掛在他上方的柱子。空中救護員拿著他的點滴管，以免打結，而一個攜帶型監測器規律數著傷者心律。他從狹小的病床，換到重傷病床。

我幾個小時前接到關於他的電話，是距離多倫多一個小時車程的醫院打來的。轉院病患。他開酒館，並在自家酒館任職，這種人最後進到外傷急救室的風險很高。他胃部遭重擊，以為睡個覺就會好，但疼痛並未減輕，因此他到附近醫院。那位在好幾哩外的急診醫生掃描他的腹部，發現腸道充滿血，於是打免費電話，連接到專責醫院。我們討論了這病例、他已經做了哪些事情來協助病患。我們決定給這名男子更多凝血因子，送來我們這裡的途中要輸血。

我瞥了一眼懸掛著的朱紅色袋子，仍是滿的，細胞只能緩緩流入。他手上的點滴管徑太小。

這人苦著臉，用手肘撐起身體。毯子滑落，露出他明顯腫脹的腹部。

「先生，我是馬斯卡利克醫生。你在聖米迦勒醫院，我們會照顧你。接下來會同時做許多處理。」

我把手放在他腹部靠近肚臍的地方。緊緊的。我輕壓，然後放開。他的臉因為疼痛而扭曲。這叫做反彈痛（rebound tenderness），是腹部因為血液或感染而發炎，幾乎都需要動手術。

「先生，請張嘴，」麻醉醫生說。

外科住院醫生擠了一道藍色凝膠到男子腹部。「抱歉，很冰喔，」她開朗地說。

護理師將心電圖貼片貼到他胸膛。

X光師指著懸掛式X光機，然後指著他自己的胸膛。我搖頭。

骨科住院醫生摸索著這人腿部，看看是否有骨折。「若有任何地方會痛，要跟我說。」

「你知道自己在哪裡嗎？」

「有沒有過敏？」

「再戳針一次……戳！」護理師插入管徑較粗的點滴。男子皺眉。

我的急診醫生同事與朋友賽門，打開外傷室大門。

「聽說你們在這。需要人手嗎？」

「不用，老兄，我可以。」

「好吧，歡迎回來。」

「謝了。」

「芬太尼（fentanyl）[1]？」護理師問，意思是要不要幫他止痛。我回頭，看看兩個黃色大數字，寫著他的血壓與心跳。血壓八十五，心跳一百二十，血壓太低、心跳太快。

「再等等。」

住院醫生將超音波探頭掃過男子腹部，螢幕幾乎全黑，只有幾個亮點。黑色代表血，看起來比電話裡提到的嚴重。

「我們有更大的點滴，所以用輸液加壓器把血擠進去，」我說。輸液加壓器是一種氣動壓縮器，能很快就把一袋血輸完。

「不想用我們的嗎？」她問。

「不用，這個就行了。」

她皺眉。我們手上傳遞著一袋袋血，兩名護理師確認每個步驟，以確保正確的人拿到正確的血型。

1譯註：強效類鴉片止痛劑。

我要上面寫著「O」的這袋。讓我告訴你一個發抖的人的故事。

一名護理員從加熱器拿出加熱過的毯子，披到病人腿上。

「先生，你不會有事的，」我說，血袋正放進加壓器乾淨的匣子。

外傷急救室的電話響起。是娜吉瑪，外傷科醫生。我跟她說了超音波的情況，她會在手術室等這男子。

「現在可以拍胸部了，」我對X光師說。他把這懸臂機器移動定位，將金屬負片插入外傷擔架床的槽。

「X光！」他喊道，沒有穿花紋鉛服的人，躲到有穿的人背後。

「要啟動大量輸血方案（massive transfusion protocol）嗎？」護理師問。

「等一下，」我瞥看著指南說道。下面寫著：**鈍器創傷，持續低血壓**。「好。」

她拿起電話。「血庫嗎？我是艾蓮娜，外傷急救室的護理師……」

外科住院醫生和我圍在X光機螢幕前，擋住明亮的日光燈。看起來不錯。速遞員拿著一個紅色保冷箱，裡面裝滿血，冷凍的血漿和血小板。我們把箱子放到男子的床上，拉起病床圍欄，把他推到走廊電梯邊，攜帶型監測器的線路擺在一旁。

我看見蘿拉，是急診室的重症醫生。她揮揮手，不久之後，她會告訴賽門十五則關於一個人最糟糕的一天的短短故事。

電梯門滑開，我們全部擠進去。在四樓，穿著刷手服與藍色帽子的護理師迎接我們，拿走我手上的病歷，把床推過地上的綠線，那條線標示著手術房的起點。我穿著髒鞋子，不能再過去了。

「再會了，先生。」

我和來自急診室的護理師搭電梯下樓。她讓我看手機裡女兒的照片。

「你也該有一個了，」她說，撫撫下巴，指出我點點白鬍鬚。

「我知道。」

我經過急診室。現在已過了一點，那些需要被推到凹凸不平的人行道的，已經一拐一拐出去了。剩下的躺在病床上，瞥看身邊的監測儀器，納悶上面數字的意思。在候診區有幾個人在打瞌睡，十幾個人還在家，心想這一夜能否在背痛下，或腦海的聲音中安睡。

我離開醫院，穿過公園找吃的。現在是阿迪斯阿貝巴的早餐時間。一名男子窩在教堂門口睡覺。一名男子騎著越野單車繞圈，後面的擴音器震天響。他因為甲基安非他命而亢奮。那和快克不同，比較專注。你會學著如何分辨。

店面都已經黑壓壓一片。一個街區外的炸鷹嘴豆泥餅鋪，明亮的燈光流瀉到人行道上，但有個人把最後幾張椅子放到桌上，並在塑膠地板上灑水拖地。

不該走太遠。我轉身走回旅館，經過當鋪，鐵窗後掛著吉他。

我在旅館大廳按下販賣機，薯片從旋轉的架子上落下。我在床上吃，把電視換了一百個頻道，之後關燈。

鈴……鈴鈴，鈴————鈴。

我手機發亮。

刀傷。無生命跡象，五分鐘。

我用跑的。

一名女子擋下了原本要刺向她男友的刀，胸口遭到刀刺。賽門已經在急診室，用超音波檢視她胸部。

「有任何心臟活動嗎？」我一邊問，一邊從架上拿防水袍、一雙手套、塑膠面罩，擋住等一下會見到的血水四濺。

「看不到，」他說，皺著眉，調整彎曲的探頭。

「插入靜脈注射了嗎？」啪，一隻手套。啪，第二隻手套。

「沒有。」

外科住院醫生站在女子胸口附近，刷手過的雙手舉在空中，好像在手術室，準備劃下手術刀。

「你第幾年？」

「四。」

「幫她開胸。」

他拿起手術刀，沿著乳房下的肋骨皮膚畫出一道細線。黃色脂肪從中央冒出。

「把管子插下去，」我對床頭的麻醉醫生說。管子順利沿著不透明的路徑，進入氣管右側，使得左肺扁掉，讓我們有更多空間看見流血的心臟。這是在糟糕情況下能指望的好事。賽門和我站在她身體的不同地方，我在她頸部，賽門在她腿部，設法把針穿到我們看不見，卻知道存在的血管。無論我們在她胸部發現什麼，都得讓她取得血，否則會維持死亡狀態。我把針插進她的鎖骨，一抹紫色滴入我的針栓，但停止了。血管扁平而空蕩，很難放導管。

我對面的外科住院醫生，在她肋骨間劃下一刀。一公升的血溢到地板上。他放進肋骨撐開器，連接好棘齒。

喀啦喀啦喀啦，他把病患胸部拉開。

「我找到血管，」賽門說。

「我也是，」我說，用力拉回針筒。血湧入了乾淨的針筒。

「血，」我說，舉起右手，左手緊緊握著她鎖骨下靜脈的一根細線。護理師把靜脈管插進去。我看都沒看，把兩個東西扭起，縫在她皮膚上。輸液加壓器的幫浦開始低吟，把血一袋接著一袋送進她鼠蹊部及脖子。在我來這裡之前，護理師已叫好血。

我在擔架床周圍走。住院醫生已在右心室傷口上放好止血鉗。心肌緩緩蠕動翻轉，但是沒有搏動。住院醫生手掌按摩著心臟，大拇指就能按穿人類心臟。

心肌嚐到第一口血的滋味之後，扭動的情況就平緩多了，之後是跳動。跳。跳。跳跳跳跳。

「感覺到頸動脈脈搏，」麻醉師從上方說道。

「有股動脈脈搏了，」賽門說。

她胸部被撐開器撐開，一邊肺臟是扁扁的粉紅色袋子。外科住院醫生的手從她胸內拿起。每次心跳，止血鉗都會敲到擔架床側。

鏗鏗鏗鏗……

他剛感覺到心臟在他手中活過來。

「我需要右胸引流……」我說，確認刀子砍得多深。一名急診住院醫生在她右乳房抹碘酒。

我們決定嘗試縫合心臟，但每次拿起止血鉗，心臟一跳就會擠出細細的血流，像是草坪灑水器。算了，到手術室處理。

我的鞋底黏在地板上。我低頭一看。血跡看得出我們團團轉的腳步。

我們拍了X光，重複照超音波。她腹部也有血，但不多，而且不是來自右胸的管子。全都是從心臟湧出。

娜吉瑪穿著醫院的綠色制服，手術帽還戴著。

「你們在等什麼?」她說，「走吧。」

我們把擔架床推到電梯，拉著柱子上的血袋，麻醉師在床頭擠著袋子。門打開，床送進白光下。

鏗。鏗。鏗。

門關上。

靜默。

我到一樓的靜室，和女子的兩位兄弟談話。他們戴著連衣帽，身上飄出大麻的酸味。其中一人有眼淚刺青。他們火冒三丈，一旁則是母親在哭泣。

兩名警察站在門外，我離開時從手機上抬起眼睛。

「她情況怎麼樣？」其中一名問。

「很慘。」

「我從沒看過那樣的事情。」

「對啊，胸部裂開這麼大，」另一名說，「像牲口一樣。她會活著嗎？」

「很難說。那段時間她腦袋完全沒有血流。不過還是有機會，心臟活著。」

「所以狀況危急，傷勢危及性命？」

「正確，」我說。「逮到那傢伙了嗎？」

「還沒。」

「最好快點。我想大家都在找他，而且我想早點睡覺。」

個子高大的警察伸個懶腰，他同事在手上的筆記本寫下我的名字，走進靜室。

我經過大廳的電視前。新聞已報導砍人的消息，一名記者在聖米迦勒醫院現場連線。我走另一扇門，看見白色廂型車，車頂上有白色碟型天線，記者用手把頭髮往後梳。

現在很晚了，已經凌晨四點。夜晚又恢復了冬天的寒氣。紙杯滾過空蕩蕩的街道上。我進入飯店大廳。櫃檯後的男子抬起頭。他的名牌上寫著：「阿迪斯。」我用了我會的那幾個阿姆哈拉語：平安，哈囉、你好嗎。他微笑。

我們聊到衣索比亞，那裡變了多少，有起重機、網路、直飛航班。

我告訴他，還有急診醫生，但他似乎不覺得有什麼大不了。我獨自搭電梯，在房間換下衣服，蓋上硬而不熟悉的被單。腦海中的思緒紛雜、交錯地轟轟作響。

我鎖門了嗎？

我爬下床檢查。有鎖。

空調嘎啦嘎啦響。

我檢查手機。

是警笛嗎？不是，只是電梯的運轉聲。

旅館牆壁很薄，我聽得見電視的聲音。

這時誰還沒睡？

鈴……鈴鈴，鈴———鈴。

搞死我了。

早上五點。

「馬斯卡利克醫生……」

阿迪斯在電腦旁。他抬頭看，我沒停下腳步。

醉漢，在人行道上被發現。沒有人確定他是跌倒或遭到攻擊。許多人幫忙按著他。他頭上有割傷，沒什麼其他問題。

「先生，接下來我們會同時做許多處理。」

我給他一些鎮靜劑，於是他安定下來。我很累。我看了他全身之後，把他帶回急診室恢復清醒。又遇到同樣那兩個警察。

「你是被哪個衰神纏身了，醫生？」個子比較小的警察問。

「我在想搞不好是你。那人有身分證嗎？」

「什麼都沒有。」

「好吧。他在六號床。目前只有小傷。給我們幾個小時。」

「很好，」他微笑道。「到時候就沒我們的事了，交給日班。」他把筆記本放到一邊。

我查看在加護病房的女子。她還在插管，接下來幾天都會這樣。我看了她的病歷，在外傷急救室輸了十二單位的血，在手術房又大約輸了十單位。還有血小板與血漿。心跳和血壓很好。但是大腦的情況還很難說，在失去脈搏的時間畢竟會萎縮。她還是有些許機會。她的身體還年輕，或許有機會康復。

早班護理師在交班。我的輪班也結束了。若有人倒下，別人的手機會響。我更換鈴聲。阿迪斯在電腦前，和我一樣睡眼惺忪，等著喘口氣。我申請延後退房。電梯打開，我站到一旁，讓一群男女出來，他們低頭滑手機，展開新的一天。之後我獨自搭電梯上樓。我淺眠時已把被子弄得凌亂，我到窗邊把窗簾拉上，又逗留一會兒，看看街上。下方的鴿子在爭食麵包屑。天葬場。人們在街角茫然擁擠，尚未清醒。有個駕駛探出車窗外，對自行車騎士叫囂。

我把厚厚的窗簾拉上，打開電視。阿勒坡被轟炸成平地。移民在前往羅馬的途中溺斃。研究顯示，吃羽衣甘藍可預防失智症。奈米微粒可制止老鼠肥胖。眨眼。核子交易達成。棒球員類固醇測試陽性。油價下跌。眨眼。一隻狗挽救女子的性命。名人結婚。僧侶自焚。翁山蘇姬獲釋。街頭出現抗議。

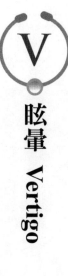

V 眩暈 Vertigo

我和祖父聊天。先聊天氣，再聊湖邊。原來鸊鷉把湖面清乾淨。

「那**你**過得如何？」

「挺糟糕，一點都不好。會頭暈，你知道嗎？膝蓋痛倒還好，但是我三不五時就頭暈，差點跌倒。」

爸媽上週末來看他，設法帶他去鎮上看醫生。他說，不，我要等吉姆，他知道該怎麼做。

他在等我。

我祖母就是因為跌倒而離世。她本來要把沙拉碗收到架子的第二層，但一眨眼，她已在地上，橘色玻璃碎片灑在周圍。不然就是，她在椅子邊緣時，又跌到幾級階梯下。

祖父不敢讓她離開視線。於是他們像戀愛時一樣，手挽著手走路。他說：「凱薩琳啊，妳就在這別動，等我從車庫回來。」但她就是坐不住。一天，他不在房間，她跌倒了，背部重摔，斷了截脊椎骨和幾根肋骨。那是他最後一次把她送到急診室。

祖母向來吃得不多，在醫院的某個下午，她根本不吃了。無論她吃下什麼，一分鐘後都會吐出來。她開始譫妄，和不在場的人說話。我坐在廚房桌邊，一名年輕醫生在千哩外的靜室和我家人談話，並把免持聽筒開著。

「我們可以插根管子到她胃部，」醫生說，「把些許養分送到她體內……說不定讓她生病的東西就會平靜下來。」

「你認為呢，麥克？」母親問祖父，她的聲音清晰嚴肅。

「我……我覺得不好……吉姆？你在嗎？」

「在，我在。」

「你認為有很大的幫助嗎？」

「沒有，我認為沒有。我想她快走了，爺爺。」

他心知肚明。

「好，那麼……那別再插管。」

「我了解了，」醫生很快回答，明顯鬆了口氣。「我們現在會繼續靜脈注射，或許會有起色。」他開始談到可能安撫祖母胃部的藥物。

「吉姆，謝了，」父親說，掛上電話。

一週之後，母親打電話給我。那時我在路上。她說，我們決定停止靜脈注射了。我回答，我現在就回家。我知道她幾天後就會走了。

我唸了悼詞，那一年的第二次。小弟站在我旁邊，勇敢說出他想說的話，他的兩個幼子在前排，根本還不懂怎麼回事。我們留在教堂，等大家離開，陪祖父走到父母的車上，之後收起一盤盤泡菜，把椅子折疊好。在那晴朗的午後，我們兩個走到結冰的湖邊，還拿了斧頭，敲去前一天有人挖的洞上的薄冰。

我們平躺在雪上，盡量朝底部看，尋找魚的白色肚子。三十年前，底下除了一片黑暗，別無他物。沒有葬禮，沒有孩童。我們啥也沒抓到，甚至沒有咬餌。

現在，祖父快要倒下了。我問他一些問題，但這感覺不容易描述。

「我只是頭暈，就這樣。」

「房間在轉嗎？」

「不太轉。只是有些事情不太對勁。老了，就這麼回事。」

他檢查過心律調整器。他的血壓也沒有太低。我懷疑是不是眩暈。眩暈是第六感偏斜，亦即覺得我們在空間的位置歪了。通常我們會自動修正，除非修正能力消失，否則不會注意到。我們的頭傾斜時，眼睛會急速拉動，但瞬間就恢復靜止，大腦甚至感覺不到落差，而我們會覺得在移動過程的每一件事物是連續的。但如果出現落差，我們對於自己身處何處的印象會和實際情況有所不同。我們無法將上下左右移動的動線緊密結合起來，於是覺得迷失。

通常，這是因為內耳的液體卡住。脊椎動物的內耳都有液體，例如魚類、鳥類、犬、人類。我們耳中有彼此九十度相鄰的半規管，移動時，半規管內的淋巴液會像船甲板在搖晃時，擺在船上杯子裡的咖啡那樣晃動。眼睛與腳跟告訴我們的訊息彼此衝突，但我們知道傾斜的頭與傾斜的身體之間有差異，不需要詢問。

隨著時間流逝，身體的再生能力也衰退。視力、肌肉、腳底的感覺都是如此。一開始步履蹣跚的情況並不明顯，但之後會擴大。

耳朵和身體的其他部分一樣會有傷疤。位於耳底、指向地面的小耳石會鬆脫與翻滾，就像潮水中的碎石。這些鬆脫的石頭若沒有停留在底部，在水落下時仍位於高處的話，那麼大腦得到的訊息是，我們同時位於兩個地方，我們不能相信自己所見。如果你想保持直立，就要轉向這邊，不，那邊，轉、轉轉。我們的身體東倒西歪，胃部也是。我們不知該把視線放哪裡，於是一下看這，一下看那。我們閉上眼，沒有地方覺得安全。我們無法放鬆，不得安寧。幾十年前，一個失去地方感的醫生曾提到，他得把頭卡在兩根金屬棒間才能閱讀，讓心跳不會搗亂字母。

眩暈沒有什麼解決良方，只能等待，多多少少有用。我經常開藥掩飾最嚴重的症狀，稍微遏止噁心，讓人鎮靜，在壓力中好好睡一覺。有時候動一動，讓耳中半規管活動一下再停止，直到症狀消退，可紓解不舒服的感覺。但我們並不清楚這原因是耳中小石歸位，或身體能較精準判斷傾斜的新常態。

對多數人來說，問題解決了。液體開始在耳中自由流動，回到自然停止之處。或者知道中央在哪裡的東西習慣了動盪，就像我們聽聲音時會過濾掉大多數的雜音。頭暈成為新的自然狀態。

失衡如果持續，會對身體造成傷害。科學家想研究壓力對動物的影響，其中一種方式就是用難以預測的方式，讓老鼠的籠子傾斜。慢慢地，老鼠一定會體重減輕、免疫力下降、罹患潰瘍、出血。無法感覺到中央會磨損身體系統。當一個部分失去平衡，就會把更大的負擔移轉到其他地方。

我們起初能把平衡維持得很好，幾乎不會晃動，但後來就會開始晃。我們的肌肉退化，視覺也是，於是我們開始搖晃，需要越來越多藥物幫我們起床。腳步開始不穩。我們移動的過程漸漸不那麼連續。踉蹌。徹底磨損。跌倒。

去年冬天很辛苦。我祖父無法再走太多路。他無法出門，肌肉在流失，就像他的朋友、家人。陰暗的日子很多，他長時間獨自一人，只加熱我母親留在冰箱裡的煎餅。

他告訴我，他過去一個月因為頭暈，去了醫院好幾次。他們幫他量血壓、做心電圖、抽血。他深信抽血讓他好一點，並設法叫他們多抽一點，但沒有人肯聽老人的話。

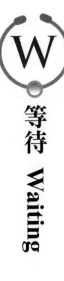

W 等待 Waiting

傷患的脖子一定是在摔到地上時往後折。他可能是踩到破布滑倒，或是靴子絆了一下，於是手臂揮舞一兩下，但沒能恢復平衡，就從高高的鷹架跌了下來。那一瞬間先是靜默，然後是悶悶的咚一聲，接著頭盔滾過水泥地。

我在看他的電腦斷層掃描。一大塊椎骨和下一節之間有整整一公分的間隔，打斷了我總要醫學生摸頸椎時的三個平滑曲線。

他的脊髓受傷出血，大約是在脖子中央斷裂。核磁共振會進一步看出傷勢。電腦斷層掃描穿透力強大的光線，打亮骨骼的鈣結晶，卻會穿過比較柔軟的部分，例如出血的神經，因此看不出來。就算沒做核磁共振，我也知道他傷勢嚴重，應該是完全斷裂。

他鎖骨以下完全失去知覺。如果脊髓消腫，他或許可以稍微移動大拇指。這就像在監獄裡得到鑰匙，讓他可以控制椅子和遙控器。這小小一公分的脊髓與手指能不能動，就代表只能直盯著天花板與自由之間的天壤之別。

他問，以後還能不能行走。我說，目前言之過早。

護理師在我肩膀旁邊，和我一起檢視掃瞄片。我指出受傷部分，她點點頭。

「他想和你再談談。」

「好。」

他胸膛幾乎完全靜止。由於脊椎斷裂，大腦無法控制拉動肋骨的神經，因此他只能靠著橫膈膜呼吸，無法得到其他肌肉的幫助。他每次吸氣，腹部就會隆起。如果腫脹的情況惡化，就會切斷大腦的刺激，將完全無法呼吸，屆時就需要呼吸器。

我站在床頭，朝他的臉彎腰。他的頭部靠著厚實堅硬的頸圈固定。他眼角有淚。

「嘿，約翰。」

「醫生。」

「是的。」

「……」

「約翰？」

「讓我死了吧。」

「噢，老兄，這可不行。」

又是一天。我很疲憊，輕症病房很忙，好像星期一。這是唯一說得準的人流指標。週末時，大家要不是待在家中默默承受，不想毀了休息日，就是家庭醫生要過了週末，才會接起他們心慌意亂打來的電話，把他們送進來。候診時間很長。

「……其他人依照來院順序看診。」

一名婦女腿部感染，那條腿又紅又腫，看起來像屬於別人的。我們都驚訝地看著這條腿。

「醫生……」我匆匆經過時，她哭喊道。

「我很快回來，女士。」我的確很快回來，但不是整個人回來，只有身體探進診間，一腳在門外。她問我幾個合理的問題，絕不過分，但我卻告訴她和我自己，我沒有時間處理這些問題，她已耽誤別人太多時間，於是讓她在床上浮腫，蓋著白色被子。賽門等著交班，對，就是這樣。我不想讓他等，現在可不行，因此把她留在那邊，告訴護理師讓她出院，我不想再和她說話。

我斷斷續續地睡，隔天一醒來，就騎單車回到混帳醫院，抽出她的病歷，打電話給她，坐在那邊聽她嘮叨，等她講完。

我回來了。阿姆哈拉語的古老字彙在我舌尖上感覺很自然。

雅克里路、畢魯克和我幫第二個急診醫生的班級考試，包括菲諾、吉羅、傑米奇斯、狄米利希、提吉斯特、吉莉拉。我出了很難的題目，聽到正確答案也盡量不要點頭。我擺出撲克臉，他們離開教室時都在搖頭。在學習中心的陰暗地下室，布魯克和我把最後的分數加起來，大家都過關了。又多了六名急診醫生，現在總共有十人，每個人守護九百萬人。第一批畢業的四個急診醫生中，只有畢魯克在急診部門工作。一個出國、一個找不到工作。第四個已經有一陣子沒有消息，沒有人知道她能挽救多少生命。

我從多倫多找來的教師分成幾個小組，負責急診室的各部分。五六個穿著白袍的學生靠過來，想聽其中一名教師說關於心臟問題及骨折的情況。

此時是他們第一天接近尾聲的時刻，另一名教師站在樓層中央，非常訝異。她看見我，就走了過來。

「每個人都病得很重。」

我這次只能停留幾天。這週結束時，就要留下他們在這裡學習與教學。

我星期五搭機回到多倫多，幾百名醫生也搭飛機往反方向前進，對抗伊波拉。加拿大的醫院砸下鉅資，研究他們不會見到的疾病。從鐵皮屋急診室往山坡上看，在那些混凝土宿舍，負責治療的人躺在床上瞪著天花板，期盼能和那個假想中被車撞的孕婦一樣有第二次機會。

回到冬季的多倫多之後，我又在急診室遇見約翰，他從療養院被送回來。他的拇指沒功用，胳臂細瘦如柴，小腿只有脛骨與閃亮的皮膚。

他發燒，我得找出是哪裡感染，因為他鎖骨以下仍舊毫無知覺。護理師協助我替他翻身，他身上散發尿液與爽身粉的氣味。我從他肩胛骨撕下膠帶，下方有破皮。看起來沒有感染。我做了X光，顯示為肺炎初期。他的血壓很低。

「你得住院兩三天。」

「好，醫生。」

就算他記得我，也沒表現出來。

我打電話給祖父，他聲音顫抖，腔調一年比一年重。我先為了錯過耶誕節道歉，跟他說夏天會回家，屆時再陪陪他。

「好、好，」他說，掛上電話。

在學習中心，雅克里路讓我看新的急診室計畫。「共有兩階段，」他得意說道，「先擴建，之後再蓋整棟全新建築。」
我把手提箱和腳踏車放進爸爸的卡車後車廂。我們彼此擁抱。
「到時候見，爸。」
我倒車離開車道，往北方駛去。
祖父從桌邊起身。
他比我印象中蒼老許多。我到底離開多久？
「自己弄點午餐吧，」他說，「想吃什麼自己來。」他坐下，無法站立。
我翻找冰箱，幫我們做晚餐。冰箱裡沒有多少新鮮食物。父母這週末會來，我跟他們說，我會去買東西。
我們聊聊天，他很高興有人陪伴。
「你最好在天色太暗之前去釣魚，」他說。
「說得對。我會釣一條大魚回來。」
我走到湖邊。黃昏時的水面就像油。湖上的潛鳥叫著，潛入水中。牠們夏天才剛出現的，還在學怎麼叫、怎麼打獵。牠們的歌聲不對，太尖銳短促，不然就是說話方式與父母不同。

魚蛉成群朝向一哩高的灰金色雲堆飛。蜻蜓無情與牠們搏鬥。有隻蜻蜓以爪子抓了和牠一樣，只是較小的昆蟲，雙方都有漂亮的一身藍。

我拿了靠在划艇上的釣竿，那是我堂弟的。我戴著耳機打電話給弟弟，同時拋下魚鉤、收回魚線。一條梭子魚在青黑色中撲上匙形餌時，魚餌已經快回到我的位置了。牠咬住耳之後，扭著長長的身體，朝湖底前去。

滋……滋……。釣線衝了出去。

「要不要等一下再打給我，」丹說。

「不用、不用，沒關係。」

滋……滋……。

「其實……」

他掛電話。

魚開始沒力了。我設法把牠拉到碼頭，在離柱子很遠的地方就把魚竿舉高，以免魚繞著柱子打轉。之後將牠甩到岩石上。

牠有三呎長，夠大了，不用放回湖中。我看了一會兒，手上拿樹枝，牠設法從空氣中汲取氧氣，魚鰓像緩慢拍動的翅膀，我用樹枝重擊牠的扁眉。祖父教我，你必須立刻宰了動物，不然恐懼會滲進肉中。我稱之為腎上腺素，但只是名稱不同罷了。

牠出血的腦發出最後的衝動，擴散到光滑身體，尾部抽搐捲動。我再打牠一下，紅色的鰓變得蒼白。

我來到野櫻樹旁，就著最後的日光，在灰色木箱上剝下魚皮。祖父的刀子都銳利得令人屏息。我已好幾年沒處理過魚，其實從來就沒精通過。等我處理完，留在魚骨上的肉和從魚身側切下的魚排份量差不多多。

我把魚內臟塞到草叢，用呼呼響的水管把木箱沖乾淨。我把魚肉放進乾淨塑膠袋，內臟和骨頭放到木柴堆給狐狸。在廚房窗戶裡，祖父坐在桌邊等待。

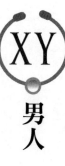

XY 男人

他從洗手間出來，頭髮往後梳，扶著牆壁邊緣，拖著腳步慢慢往前，經過流理台，終於來到廚房椅子。他聞起來有Aqua Velva鬍後水的味道，還穿上最好的衣服。

「還有時間吃點午餐，」我說，「至少吃根香腸。」

「我會有大蒜味。」

「醫生不會介意的。」

他坐著等待。我從冰箱拿了串波蘭香腸，丟掉塑膠包裝，撕下一段。

「小黃瓜？」

「小的就好。」

我們默默吃。這是天空湛藍的晴日，寧靜且炎熱。

鄰居卡車停在歐洲酸櫻桃樹旁。一男一女在草莓園採莓。

「吉姆，真不知道我今年何必種菜，」他看著高高的玉米梗說。

昨天我在上山途中，停下來採豆子，豆莢鼓鼓的，有些已過熟落地，沒有人撿。我爸媽也有自己的菜園。

「你有看見鹿嗎？」他問。

「今天早上？有。兩頭，是母女。」

「我只看到母鹿。要是我能開門，就要用BB彈射牠，免得牠去吃別人的菜園。」

我昨天問，看完醫生後，想不想去陷阱之路，看看野生米。他說，不了不了，到時候會要用到鏈鋸，你根本不知道怎麼用。他會讓我割禾草，不過還親自坐在牽引機上轉彎，示範給我看。

「路面下的水管如何？」他問，「還連著嗎？」

「似乎是，」我說。

地下有一條連接湖水的黑色塑膠管曾破了洞，在路面上形成水窪，馬達為了維持水壓而不停轟鳴，但這樣會壞。

入水端是靠著兩片金屬板緊緊固定在湖底，但是距離岸邊二十公尺，太重了，一個人搬不動。或許我可以用拖的。

「吉姆，你沒辦法。」

「我試試看。」

「不、不。我要找詹尼。」

是他的鄰居。他開著轟隆隆的船，把沉重的入水端拖到靠近岸邊，我們就在水流平緩之處，把漏水的部分從泥巴裡拉出。和鉛筆筆芯一樣大的破裂口在噴水。詹尼與我在討論，如何把破掉的地方切除，重新接起。

「用止漏夾和一段內管來修，就不會再漏，」祖父說，然後準備上山，跨坐在全地形車上。詹尼和我在後面，爭論不同做法。「嘿……瞧，」我說，指著水管。六個止漏夾著一段段內管，有些年久鏽蝕，全都是乾的。

「把車開來，」爺爺靠在階梯底部的欄杆上說。他不願意扶著我的手。我把車從車庫開出，打開副駕駛座的門。他從欄杆與車子中間蹣跚上車，扶住車身，痛苦彎下腰。我們回到裝汽油的銀色金屬油槽，一旁是冷房，魚可以放在這裡保冷。

他們以前會搬一塊塊的冰來這裡，每一塊都有五百磅重。那需要動用到四個人、一匹馬，花整整一天才能把冰放到冰庫。他告訴我，如果你夠聰明，可以用特別的角度造一條平台到冰庫，這樣就可以慢慢把冰滑過來，不用加速拖拉。不只一人的手失去了手指。有天，製冰公司買了電鋸，可以把冰鋸成塊，用貨叉滑進卡車。他可以靠自己搞定。

我加好了油。

「油槽，」他指著說，「看看有多滿。」我拍拍油槽，設法聽出哪個點後面有液體，因此震動變窄，就像我拍病人的背，找出有膿的肺。整個油槽像鐘一樣響，我感覺不到變動。

「不對、不對，」他看不下去，想起身下車，但還是放棄。「把油槍朝上，放到油槽頂端附近，然後把它打開。對，然後把油槍慢慢往下移動。慢一點。」大約在油槽的一半高度時，我手中發出汽油咕嘟聲。

「很好，還有一半。走吧！」

有人會在夜裡停在山腳下，偷他的汽油。「你應該把油槽鎖起來，」我發動車子時說。

不，如果別人想偷，他們會打破油桶。他唯一上鎖的就是槍。

他家附近的的小鎮今天很安靜。亞伯達省短暫的夏天就要結束，大家都到湖邊去。我們停在診所門口，他抓著扶手，慢慢走上坡道，打開門。

「我是麥克．馬斯卡利克。」

「馬斯卡利克先生，這邊請。」一名女士領我們到一間寒冷、明亮的房間。「醫生馬上來。」

爺爺雙手擺在大腿上，靜靜等待。來到這裡是為了我，不是為了他。我幾個星期前打電話來，確保他和我可以一起來。這是他還肯讓我做的事情。

昨天我們坐在一起，列出令他最困擾的問題。

「我的膝蓋，吉姆。沒辦法站。」還有頭暈及白內障。

「一開始先給我五分鐘，讓我用醫生的語言，談談你跟我講的事情好嗎？」

「好吧。」

醫生進來，還不到三十歲吧。他來自薩斯喀徹溫省（Saskatchewan），這是他訓練的最後兩週。我恭喜他。

「我通常不幫我愛的人看診，但我想說明一些事。」

「嗯，好，」年輕醫生說，看著我祖父。

「首先，我說明一下狀況讓你了解。我祖父想出門，但沒有辦法出門。我們要做的是盡量把他留在家，也盡量保持自由。他最大的風險在於跌倒。」

我繼續說，他盡快寫下來，問了幾個問題，便起身開門，指示我們到走廊另一邊。祖父揮手，要我離開。

一名在等我們的護理師，在他上手臂帶好血壓計的臂帶，量測血壓，請他坐下。兩人聊起小黃瓜。護理師再測量一次血壓，發現他站著時低了十五。或許是他改變姿勢時，腦部得不到足夠的血液，導致頭暈。回到冰冷的房間，醫生建議把一種藥丸劑量減半，並安排居家心臟監測儀。

護理師約幾個星期後回診時，他說「好、好，」然後速速經過，根本沒抬眼。回到家，我把藥丸分成兩半。一片裂開的藥錠滑過桌子，掉到地上。

「要喝點冰茶嗎？」

「半杯，」他說。

我到冰箱，找玻璃壺。

「你何時會定下來？」他問。

「很快。」

「你就像我哥哥比爾。他就是坐不住，連五分鐘都沒辦法。有一天，他從加州一路開車到這，說要停留一個星期，幫我釣魚，但隔天又打包離開了。緊張。」

我點點頭。

我要說了。

「你想念祖母嗎？」

「有時候。」

「邁爾斯叔叔呢？」

「那倒是令人傷感，吉姆。他本來每天都來這裡。」

「你常想這件事嗎？」

「不常。想有什麼用？」

他望向窗外。蜂鳥餵食器裝滿糖水。每幾分鐘，就會有隻蜂鳥盤旋，將長喙插進假的黃花，喝起糖水。大黃蜂會蜷在底下，舔舐滴落的糖水。

「爸媽常來這裡是好事，」我一會兒之後說。他們隔週週末會來，不畏風雪。他們一來就開始忙，忙到離開為止。沒來這裡的週末，他們就照顧自己的土地。

「喔，他們真的很好、真的很好。」

他的杯子空了。時鐘在我們背後滴答響。

我從口袋掏出手機，放到桌上。他看著手機。

「那東西真是糟糕。有人過來找我，卻整天盯著那玩意，根本沒辦法聊天。」

「你該看看城市。大家走在街上，眼睛盯著手機不放。他們要是當獵人一定差勁透了。」

「真糟糕。手機是最糟糕的發明。我記得……」

雪鞋。雪橇犬。馬隊。最早的汽車。扛著河狸時撞斷膝蓋。掉進冰裡。在茫茫大雪中迷路。幾個月獨自一人，遠離其他人跡。

他是家中十一個孩子的老么。最大的兩個手足出生在烏克蘭，他則出生在亞伯達省，就在陷阱之路附近。全家人下船時，帶著衣服、鐮刀、磨刀石，準備農耕，並找了一塊滿是樹木的土地。他父親在他八歲時去世，之後又失去了一個哥哥、一個姊姊。結核病、痲疹。他的兄姊如今都已經不在人間。

他哥哥都沒上學，因為學校太遠，又沒有父親，他們太忙了。春天降臨時，他們要在剛清出的土地上種植作物與宰鹿。他們在第一道霜降下時收割，開始射麋鹿，之後設陷阱、剝獸皮來度過漫長冬夜，直到春天再度來臨。

爺爺家附近出現學校時，他的年紀還小。他一直上到八年級，當時也只能上到八年級。在學校的最後一年，老師問男孩們，長大要做什麼。每個男孩接連說，農夫、農夫、農夫、農夫，因為他們只知道農夫。之後，老師問起我祖父。

他說，我沒辦法回答，只知道自己**不想**當農夫。老師走到長長的木桌後方，把一張紙撕了兩半，並在紙上分別寫下一個字，然後把手放到背後。

他對我祖父說，選一張吧。

祖父選了一張。

上面寫著：**獵人**。

「另一張寫什麼？」我問。

「設陷阱的人。」

一天放學後，他穿過雪地，檢查陷阱。他看見郊狼的腳印，聽見牠在掙扎。陷阱圈子抓住了牠後腿，而不是呼吸道。祖父拿起一根死樹枝接近，郊狼一聽見他的腳步，更奮力掙扎。柳樹彎到地面，鐵絲開始滑落。他靠近時，郊狼掙脫了，對著我祖父嘶吼。

「你跑了嗎？」

「沒有，我撲向牠。」

祖父的腿部被咬傷，但還是以刀宰了這匹狼，之後扛著這頭動物，一拐一拐地回家。這匹狼價值兩塊錢，沒有別的選擇。

這件事打開了話匣子。祖父有一回在路上遇見一個朋友，那位友人是這一帶最先有車的人。那位友人沿著長長的道路走，要前往最靠近的信箱。祖父問，他怎麼沒開那輛閃亮亮的新卡車呢？朋友大吃一驚說，我忘記自己有車了。如果你呼喚麋鹿一次，或兩次，之後就坐著等，鹿角的撞擊聲就會漸漸靠近。

我從沒聽過他聊這麼多。我聽得入迷。有些事以前聽過，有些則是新的。沒關係。

「年老的感覺如何？」

「不好。」

「為什麼不好？」

「不能做任何以前熱愛的事了，吉姆。」

「比如什麼？」

「幫鼯鼠剝皮，我以前能徹夜剝皮。我不喜歡幫河狸和郊狼剝皮，但就是喜歡鼯鼠。牠們很乾淨，是很漂亮的動物。」

「你害怕死亡嗎？」

「不會。」

他的手很厚，指結處隆起，布滿斑點與傷疤。他直視我，迎向我的視線，舉起一根顫抖的手指。

「等我的時間到了，你要讓我走。如果我無法上廁所或照顧自己，那就是了。」

我點頭。

「我可不要住院。不要插管，都不要。」

「好……爺爺？」

「怎樣？」

「你為什麼不扶我的手臂？」

他把椅子轉向窗戶，手放在桌上。兩隻蜂鳥在決鬥，先盤旋，再衝過去。牠們的脖子紅紅的。

我該知道答案的。這是他的故事，一旦他開始，就不會停。

「你想去陷阱之路嗎？」我瞥看時鐘，又問一遍。

「太晚了，吉姆。我下星期找人陪我去。狄倫或凱恩吧，他們都很了解米。」

「好吧。」

他想了一下又說。「或許你可以開車載我去大島，看看湖。」

魚弄皺了平平的河面。一處堤道連接大島與湖岸。

「開慢一點，離欄杆近一點，」他說，向窗外窺看。

「這條路原本是沙洲，我們無法跨過。若要在湖的這一帶釣魚，」──他比著旁邊──「得搭船繞過整座島，要花一個小時。所以，有天我和另一個漁夫雇了馬隊，還有那些鏟土的，你知道在還沒有機器以前怎麼鋪路嗎？」

我不知道，但還是點點頭。

「我們拖拉沙子，大約拖了十呎，直到夠深，可以撐船渡過。我們仍得把馬達抬起來，但還是省了許多時間。接下來，我們要來撒網時，水就從湖的這一邊流過來，」──他又用手比──「到這一邊。像河水一樣。那是潮水。因此我聽到他們要蓋這條堤道時，我去開了會，到鎮上告訴他們。他們說，會炸出一個空間讓水流過，但他們沒有，只是把水堵住。現在你看看。」他用手揮揮從道路兩邊往外蔓延的濃密野草叢。

我們繼續開，路邊的樹長得很高。過去，這裡只能搭船。現在我們經過騎單車的人，有人怒視我們揚起的灰塵。森林稀疏，看得見湖面波光粼粼。

「觀景台」的路標指向一座木橋，後方就是觀景平台。我慢慢把車停下。

「要去看看嗎？」

「不要，你去。」

「你確定？」

「確定。」

我把車子熄火後下車。葉子翻飛，烏鴉從地面飛起。我踏上木板，地面在我眼前消失。

我來到湖上，有好幾座較小的島，上面有海鷗與鸕鷀。我聽見牠們嘈雜叫嚷。祖父在車上獨自坐著，躲在玻璃與陽光的映影後。

Z 盡頭 Ze end

在一處農地，去年的草已經捲起堆放，在雪中結霜。草堆的一側以綠色噴漆，寫上十五呎高的大字：「乾草二十元、禾稈十元。」

這條路曾一度繁忙，機器一台拖著一台，朝北邊的油礦前進，或往南方修理，如今這光景已不復見。我行駛的路中央有冰堆積，沿途只看見幾輛車。靠近艾德蒙頓（Edmonton）[1]時，我看見空蕩蕩的拖車場，以前這裡有成千上萬的工人居住。

我正開車前往祖父家。昨夜我待在自己出生的家，即使在黑暗中，也知道每個電燈開關的位置，熟悉每一級會嘎吱響的階梯。房子裡靜悄悄的，父母已前去湖邊，弟弟也在路上。

1譯註：亞伯達省首府。

我瞥見路邊光禿樹木的模糊影子，在一片白茫茫的大地中思考人生終點，思索得出神。

我曾看著一名朋友離世。雖然我們彼此認識不久，但她視我如己出，幾乎不求任何代價，就幫我把家裡整理得乾乾淨淨，直到罹癌。外科醫生切除她一邊乳房，後來又切除另一邊，但癌細胞已擴散。一個細胞前進她腦部，在不屬於那細胞的地方，繁殖好幾百萬個細胞。她聽到這消息，很快就放棄了。有些人就會這樣。

她很害怕，又孤單一人。我打電話給她在另一個大陸的女兒，電話雜音很大。她說，我們一向不親。短短幾週，我的朋友從地下室的公寓搬到最近的醫院，那距離我家騎單車要一個小時。這段距離她每個月會搭公車往返兩次，而她的打掃工具，都捆在格紋袋子中。

第一天，我去看她，她坐在床上吃冰淇淋。我過去不曾在公寓以外的地方見過她。

妳害怕嗎？

有一點，詹姆斯醫生。

一個星期之後，她打了嗎啡而昏睡。我碰觸她的手時，她眼睛緩緩睜開。「詹姆斯醫生？是你嗎？我到天堂了嗎？」

「還沒。」

她旋即閉上眼。

最後一次，我坐在醫院外的長椅。我努力注意所有事物的盡頭，包括聲音、思想、感覺，像老師曾教我的那樣。

我搭電梯到她房間。她沒有意識，呼吸並不順暢。我緊捏她手，她眉頭一皺，又恢復平緩。

我站在她身邊，看著她分崩離析。抖抖抖，震動的情況越來越快，然後變慢、停止。

我經過斯莫基萊克（Smoky Lake），一處介於陷阱之路與農場之間的小鎮，距離油礦或城市太遠，未能在繁榮時期跟著熱鬧起來，而小鎮邊緣的房屋從沒有改變過。農夫、農夫、農夫。

北美短葉松的高大樹林沿著壕溝邊排列。有空隙、有田野，也有基奇諾梅蒂人（Kikino Métis）[2]聚落。我們的陷阱之路起點就在後方。

我上次獨自開車前往陷阱之路時，在前往小木屋的途中迷路了幾次。丹告訴我，外頭的建築被熊破壞，房子雖仍屹立原地，但合板門變成了兩塊，屋頂也破損。

我走在當年射殺麋鹿的空地，周圍都是草木。那是夏末，草長得很高。蚊子在我頸部嗡

2 譯註：梅蒂人是指原住民與白人通婚後的後裔。

嗡叫。防蚊液和水混合的苦味，刺激著我舌尖。

在山腳下，曾是我弟弟跪下，把刀子插入我剛射殺的麋鹿毛皮之處，此時上百根筆直的一枝黃花草梗直指太陽。在這和麋鹿身體一樣大的草地上，綠蟲子在花莖之間跳動，飛蛾拍動翅膀，組成家庭。

究竟是盡頭或起點，誰能分辨？

經過熟悉的彎道後，有個路標指向我媽媽母校的所在地，就在她家農場附近。我從孩提時就很熟悉的感受正呼喚著我，提醒我就快抵達喜愛的地方，於是心情雀躍起來。

我轉進最後一個彎，來到結冰的車道，朝他家前進。弟弟的休旅車在門外，弟媳亞德莉安將大大的車門一拉關緊。她聽見我車胎壓著碎石的聲音便回過頭，露出微笑招招手。我把車停在冷房前，在父母的白車旁。

我蹭去靴子上的雪，打開屋門。地上有各式大小的鞋子、黑色法蘭德斯犬，還有一包包的書。

「你們已經在這裡待一個月了嗎？」我問弟弟，他站在地下室頂端的階梯上，我的床鋪就在地下室壁爐旁。

「大概五分鐘。」

我們對彼此微笑，他用力擁抱我。

媽媽從角落瞥見我，露出笑容，吻我臉頰。

「你爸在外頭，處理拖車的電力。」

「好。」

我到客廳，望出大大的前窗，湖上是雪地摩托車錯綜的車痕。船塢骨架被拖上岸，我父母的拖車就在一旁。爸爸從很深的堆積物中拉出一條電線，他後方有幾間冰釣小屋。

亞德莉安幫山姆穿上雪地摩托車褲。他低聲說：「媽，可不可以多待一天？」我笑了。這句話我以前也掛在嘴邊好多年。

「吉姆你好嗎？」祖父從無聲的電視轉過頭。

「我很好，爺爺，很高興來這裡。」

「山姆和露西準備好去釣魚了。」

「我也趕快準備一下。」

寒風凜冽。若把眼睛閉著一秒以上，睫毛就會被冰黏住，一眨眼就會連根拔起。

弟弟把螺絲鑽推到轟隆作響的引擎下，水噴到雪的上方。冰的厚度超過一公尺。我們向阿姨借這部機器，爺爺的已經遺失。

山姆和我姪女露西把乾淨的釣線垂進洞裡，兩人都不確定要是有魚來吃餌該怎麼辦。

太陽下山之前幾分鐘，從雲間綻放出一束束光芒，在橘色的雪上投出長長的影子，之後沒入樹林之下。氣溫驟降，風勢漸增。孩子們沒辦法再看見下方的結冰魚餌。

「好了，該吃晚餐囉。回雪橇吧。」丹和我各自駕著雪地摩托車回家，孩子們在我們後方彈跳，遮住耳朵抵擋噪音。

我們全家一起吃飯。爸媽更老了、白髮更多。爸爸的腳步有點蹣跚，媽媽也是。孩子們跪在茶几邊吃飯，輕聲聊天。爺爺在桌子一端，只說：「把鹽巴遞來……麵包……」

喝了酒之後，聊天的聲音大了。我看著他，他只喝水。每當有人說話，他就會看著對方的眼睛，等人講完。他絲毫沒有緊張的樣子。

他早早就寢。丹和亞德莉安將孩子安頓好，讓他們打地鋪睡覺，之後到廚房水槽洗碗。爸媽在沙發上回憶往事，話題轉到他們已道別的人，有些人我也認識。我跟他們說我最後的心願，以免哪天他們需要知道。如果我再也無法笑，或是表現出愛，那麼就讓我走吧。媽媽說，我也是。爸爸說，我沒想那麼多。

隔天，大家準備離開。慢慢地，外套與鑰匙又往門邊放，之後放進車裡。

「再見……再見……愛你……你也是……」

我留下來。他需要有人載他去律師那邊，幫遺囑做最後安排。

我們又玩克里比奇。我輸慘了。我把母親解凍的麋鹿肉煮好。我們聊到人生盡頭，我想讓終點能夠很美。

「我只是不想反抗。」

「好。」

「就這樣，什麼事都很公平。」

「我明白了。」

隔天早上，我們開車到鎮上之前，堂弟過來。爺爺跟我們提到，奶奶存了好幾年的五毛錢，就放在樓梯旁的箱子裡。

「我想下去。」

堂弟在上，我在下，看著他在陡梯上，痛苦踩下一步、再踩一步，直到抵達龜裂的水泥地，暖爐在我床邊隆隆響。一旁是鹿角和子彈，還有他年輕時的照片，手上拿著香菸，四周都是郊狼。

「我兩年沒下來了，」他說，在鐵箱子前的椅子坐下，椅子發出嘎吱聲。「打開。」

狄倫打開箱子。上面是好幾疊照片。有張祖父在班夫拍攝的，當時那鎮上只有幾間房子。叔叔的畢業證書。還有一張爸爸的照片，和山姆年紀差不多，有一樣靦腆的笑容。狄倫和我來回傳遞照片。

「這是誰？……這是……你嗎？」

有張照片上是四個孩子，臉髒兮兮的，大概是一百年前拍的。祖父點點頭，看了一眼照片，又把照片還回來。

「沒有錢幣？」

「還沒找到。」

我們把上層拉開。一堆堆桌布、餐巾。麝香和樟腦丸。

「看起來不像在這，」我說，往更深處翻找，只找到布料。

我的手碰到金屬罐。

我把最上層打開，發現四個棕色煙罐子，錢幣在裡面來回滑動。前面幾個裝滿兩角五分與五分，已經稍微收納成捲，準備存進銀行。我打開的第四個罐子裡有張紙條，寫著裡面的稀有錢幣。五角、古老的一分錢幣。

我們把這分成四份，分別給四個孫子，把名字寫在一張紙上，然後放進塑膠夾鏈袋，再扶他上樓。

隔天早上，我和律師坐在一起，他把祖父簡單的要求擬定好，盡量把會談時間拉長到一個小時。之後，我們走到有雪的人行道，朝他的車走去，他重重靠在他的拐杖與棕色的圍籬之間。

我停下腳步，幫他買最後一些東西。一瓶塑膠罐裝堅果、特價草莓醬。午餐肉。他說要方形的，要有邊的那種。在熟食店工作的男孩和我在圓形的罐頭肉間找了老半天，後來終於找到。我沿著湖畔的路開回家。

我們坐在桌邊，我的車子還是暖的。

他以明亮的綠色眼睛盯著我，沒有顫抖。

「你滿意我的遺囑嗎？」

「滿意。」

我可以放手嗎？

可以。

吉姆，你知道，生命不只是一場盛大的葬禮。

不是嗎？

不是。生命也充滿生氣。正因為如此，你不需要特別等待什麼。現在明白了嗎？

謝辭

在我完成許多書頁的桌子上，我寫下這段話：「這本書談的是關係……從細胞到我們的身體、從我們的身體到親朋好友、再連結到陌生人與位於天涯海角的眾生，乃至於所有生命。」我很喜歡「連結」這個觀念。連結不斷以類似模式重複，無限延伸。

因此，雖然這本書文字是我寫的，但故事並不屬於我一人。要是我的文字沒有辦法正確描述某個人，那我就無法適切反映出他們在我生命中，以及對世界而言多麼重要。

首先我要深深感謝克萊兒·本恩（Clare Pain），她是打造多倫多與阿迪斯阿貝巴之間永恆關係的建築師。她的個性慷慨，因此這關係中不僅包含我，也包含其他許多教師。她深信只要抱持正確信念，那麼改變必然會在循序漸進下發生。這信念讓我了解到，最重要的是行動，而不是成果。

要是少了衣索比亞的眾友人抱持決心，這項行動就不可能有機會實現。你們克服萬難，帶著仁慈的心全力投入，以開放的診間與心胸，支撐著急診室運作。我一輩子都會支持，因此無論是在遠方或在你們身邊，我都懷抱期待，觀看在未來幾年的發展。可惜我只能列出其中幾位的名字。恐怕還需要另一本書，才足以訴說你們的關注多重要，不只對急診醫學如此，更能為我們所有人創造出更美好的未來。不過，那本書就得靠你們來寫了，或許可以把我寫進去。我希望我的角色是個虛張聲勢的外籍傭兵，但後來改變了自己的做法。不過，一切還是由你們決定。

感謝我在醫院內外的諸多老師，你們告訴我，若我在提供他人該有的照護之前，無法給予自己同樣的照料，那我永遠無法把事情做對。珍・拉梅爾（Jane Lemaire）教我如何避免妨礙身體；梅西・貝佛里奇（Massey Beveridge）讓我明白醫學的社會與政治面向；嘉伯・馬泰（Gabor Maté）鼓勵我往更深處探索。我要向真善・楊（Shinzen Young）鞠躬感謝，因為他不僅幫助我練習，更不厭其煩指點我。薇奧拉・弗鐸（Viola Fodor）告訴我意志與意志力的差異，鼓勵我相信，我會愛上自己發現的事物，並秉持這信念來更深入瞭解自己。更重要的是，她一再反覆問我一個問題，我後來才明白其中含意：「那麼，你好嗎？」

謝謝聖米迦勒醫院的同事，讓我在多倫多能像無國界醫生那樣工作。你們的工作永遠沒完沒了，往往也得不到感激，但你們還是每天出現，教我如何笑。我每天都來上班，就是因為你們。感謝多倫多大學的諸多臨床醫生與學者，尤其是梅根．蘭德斯（Megan Landes）與雪若．韓查克（Cheryl Hanchak），你們為醫生社群引導方向，讓我心生佩服，團結一致。

感謝我最了不起的導師——我的病人。謝謝你們的信賴，每天給予我得到信賴的機會。無論在衣索比亞與多倫多，你們讓我知道，治療的空間是源自於真正的人性連結，那不是靠優勢而來，也與地域無關。你們之中有許多人影響到我在本書中提到的人，但為了保護你們的隱私，我改寫一些細節，包括你們的疾病、困擾、年齡、性別與國籍。

感謝布魯斯．威斯特伍（Bruce Westwood）鼓勵我寫下本書，提醒我在設法做對事情的當下犯錯，是不可避免的過程。感謝我的編輯與最喜歡的讀者——瑪莎．康亞弗斯特納（Martha Kanya-Forstner）。在妳的協助之下，我把難以完成的工作，整理成我相信的簡單事物。任何作者都知道，這是不可多得的禮物。

感謝好友與我在知覺探索者俱樂部（Consciousness Explorer）的夥伴傑夫．沃倫（Jeff Warren），你如此熱衷冥想，伴我寫作，把我拉到圖書館，同時說服我，多數人只能期盼每天寫三小時。感謝我朋友馬克（Mark）、葛雷格（Greg）、麥特（Matt）、伊恩（Ian）、麥可（Michael）在這過程中相伴。謝謝葛蕾絲（Grace）的仁慈與智慧。

謝謝我的父親米爾頓（Milton）、母親露西兒（Lucille）、弟弟丹、亞德莉安、山姆與露西。你們無條件的愛鼓勵我前往我未曾想過的高度。雖然我無法如願與你們經常見面，但你們每天都與我同在。因為我在醫院的目標，就是在治療陌生人之時能視病如親，像對待你們一樣溫柔。

最後，要感謝我的爺爺麥克。我一個星期之前去打獵時（弟弟射中一頭母鹿，我倒是讓麋鹿跑了），從帕特里奇角（Partridge Corner）到一處延伸的空地，找一輛停著的卡車。司機說，他小時候在母親與姊姊去世的那年耶誕節，你送了一大包玩具給他，那包玩具比你給自己孩子的還大包。你坐在副駕駛座。媽媽告訴我，你一整個星期都想到陷阱之路找我們，你跟她說：「我只是想要參與。」你不就在這副駕駛座了？你搖下車窗，我們聊到你在路上曾看過的足跡、我聽過的狼，而我正準備離開時，你靠過來摸我的手。

你不僅參與，也是我的一部分。感謝你成為這樣的人，也讓我明白：想知道如何在獨自面對人生盡頭時當個人，就和現在的每個當下知道如何當個人一樣，沒什麼不同。

——

若你想追蹤這沒有完結篇的故事，請上jamesmaskalyk.com查看。你會看到這本書在談完衣索比亞之後不久，衣索比亞已有腺苷與阿托平，急診室有呼吸器，而原本瞪大眼睛的年輕醫生，現在已經熟悉急診處置ＡＢＣ的評估要點，與病重者優先的原則，並把這些知識傳遞給其他能手。

作者簡介

詹姆斯・馬斯卡利克（James Maskalyk）為急診醫生，著有暢銷書《在蘇丹的六個月》（Six Months in Sudan）。過去曾參與無國界醫師行動；從多倫多、阿迪斯阿貝巴，至柬埔寨、玻利維亞都有他的足跡；除了行醫亦從事教學工作，曾獲得教學獎項肯定；另外也從事冥想活動，他在知覺探索者俱樂部（Consciousness Explorers Club）教授冥想。